ボロボロ血管・
ドロドロ血液を改善!

# 血管を浄化する 30秒「筋ポンプストレッチ」

杉岡充爾
すぎおかクリニック院長

PHP

# はじめに――血管を改善すれば人生が変わる！

みなさんは自分の血管のことを意識したことがありますか？

体じゅうに張りめぐらされ、その中を血液が流れている、ということは知っていても、実際には目にすることがないので、意識しにくいですよね。

ほとんどの人は、血圧のことは気にかけていても、血管そのものに対しては、特に注意を払うことはないかもしれません。

でも、この本を手に取ってくださったのは、血管のことが、ちょっと気になってきた方だと思います。できれば血管のことを、もっともっと気にしてください。血管を強く健《すこ》やかに保つことを心がけていただきたいのです。

## ◆症状が出てからでは遅い！

血管に障害が起き、弱くボロボロになるまでには時間がかかります。ところが、血管が詰まったり破れたり、亀裂が入るのは「突然」です。

しかも、多くの病気は症状が出ても手当てをすることで改善していきますが、血管の病気の場合、発作が起きた時点で手の施《ほどこ》しようがないことが少なくありません。

たとえば、脳卒中や心不全は血管が詰まって血流が止まり、脳や心臓が侵《おか》される病気ですが、血管が50％や60％詰まっても症状はほとんど出ません。90％詰まったところで、ようやく症状が出るのです。

## ◆血管障害の恐ろしさ

そうなると、一刻を争います。素早く適切な処置が施されれば、数日入院しただけで、歩いて家に帰ることができます。

しかし、病院に搬送中の救急車の中で命を落とすケースが多いのが現実です。

また、新型コロナウイルス感染症でも、重症化するリスクが高いのは「基礎疾患のある人」だと言われています。その「基礎疾患」には高血圧症や糖尿病、心臓の病気が含まれていますが、これらの多くが血管の障害からくるものです。

新型コロナウイルスに感染しても症状が出なかったり、軽症ですむ人がほとんどだと言われていますが、重症化すると命を落としたり、さまざまな後遺症に悩まされたりすると聞きます。

## ◆血管の病気は防げる！

ちょっと脅《おど》かしすぎてしまったでしょうか。

でも、私が本書をまとめた理由は、みなさんを脅かすことではありません。こんなに恐ろしい血管の病気も「自分しだいで防げる」、ということをお伝えしたいのです。

私は循環器医療を専門とし、約20年間、「最後の砦《とりで》」と言われる三次救急の指定を受けた病院の心血管センターで働いてきました。

日夜、まさに24時間、心筋梗塞や動脈瘤破裂などで運び込まれた方たちの治療にあたっていたのですが、そこで気づいたことがありました。

## ◆再発を繰り返さないために

心臓が止まりかけていても、迅速《じんそく》に処置を施せば生還します。そのとき、私は医師としてこの上ない喜びと達成感を味わい、「二度とここへは来ないように」と願って患者さんを病院から送り出します。

ところが、しばらくすると、その患者さんがまた病院に担《かつ》ぎ込まれてくるのです。

血管の詰まりがとれたり血管を修復することができたとしても、元の生活習慣のまま、血管を大切にしない生活を続けていれば再発のリスクは高まります。しかも、一度傷ついた血管はどうしても弱くなってしまうので、症状が重くなりがちです。

このようなことを繰り返していてはいけない。そう考えた私は、救急医療は後進に任せ、水際で止めるゲートキーパーとして循環器系の予防医療をしたい、血管の病気で救急センターに担ぎ込まれる人を１人でも減らしたい。そう思って、２０１４年に心臓血管を扱うクリニックを開設しました。

## ◆大切なのは薬と手術だけではない

クリニックでは、薬や手術などによる治療はもちろんですが、血管を強く、健やかな状態にするための生活習慣の指導を手厚く行っています。

医師として心がけていることはたくさんありますが、もっとも大切にしているのは、患者さんが「ここに来てよかった」と思えるような診療を行うことです。

私のクリニックに限らないと思いますが、もともと病気がある人だけでなく、病気が心配で訪ねてくる人もいます。いずれの場合にも当てはまるのは「安心したい」ということではないでしょうか。

診察を受け、医師から、「前よりよくなっていますね」「ここはまだ弱いけど、こちらはずいぶん改善していますす」「大丈夫、何ともありませんよ」などと言われたら、病気に対する不安はかなり軽減するでしょう。

### ◆かつて憧れた医師のように

実は私自身、そうした医師の一言に励まされ、支えられてきました。

私は生まれつき、右目の網膜というところから出血しやすいという珍しい病気をもっています。幼稚園の頃にそのことが判明したのですが、ていねいに診察してくれる医師、やさしく接してくれる看護師を見て幼心に「かっこいい」と思い、それが医師を目指すきっかけになりました。

病院に通い続けなければいけないということは、自分は大変なんだ、そう思うと不安になりました。

そんな私に、医師は診察のたびに今の症状をきちんと伝えてくれて、症状がひどくならないようにするにはどうすればいいか、子どもにもわかるように話してくれる。

病院を出るときはホッとして、家に帰る足取りも軽くなったものです。

その経験が、今の私を形作っているのだと思います。

クリニックを訪ねてくださった方の不安を、少しでも取り除きたい。

患者さん1人ひとりと正面から向き合い、しっかり耳を傾けて、その方にもっとも適切な治療を提供する。あたりまえのことですが、常にその姿勢を忘れないよう、心がけています。

## ◆血管を強く、しなやかに

そしてもう1つ、自分の使命だと思っていることがあります。

クリニックに通われていない人、現在、血管に問題を抱えていない人に、血管を強く、健やかにする方法をお伝えすること。血管の病気の再発を防ぐだけでなく、血管の病気にならないようにする。まさに、予防医療です。

そのために私は、クリニックでの診療と並行して、血管についてのセミナーを開いたり、招いていただいた講演でお話ししたり、こうして本を書いたりしています。

今回の本では、血管を強くしなやかにするストレッチとトレーニングをご紹介したいと思います。

運動が血管を健やかにし、血液をきれいな状態に保つことは、すでに多くの人が知っているでしょう。ただ、すぐに体を動かせる人ばかりではありません。もともと運動が苦手だったり、忙しくてジムに通う時間が取れなかったり、高齢になって体が思うように動かなくなってしまったという人も多いのではないでしょうか。

だからといって体を動かさないでいるとますます動けなくなり、それにともなって血管の機能も衰《おとろ》えてしまいます。

**◆筋ポンプストレッチで血管を守る!**

そこでおすすめしたいのが、本書でご紹介する筋ポンプストレッチと筋ポンプトレーニングです。

「筋ポンプ」とはもともと、歩いたり足首を動かしたりした際にふくらはぎの筋肉が収縮・弛緩《しかん》を繰り返し、深部にある静脈を圧迫してポンプのように血液を押し上げる働きのこと。ふくらはぎの筋肉を鍛《きた》えるほど筋ポンプ作用がよく働き、血流がよくなって血管もいい状態が保たれるのです。

効果はそれだけではありません。

筋肉を伸ばしたり鍛えたりすることで、血管を拡張して詰まらせないようにする物質や、傷ついた血管を修復してくれる物質が体の中で作られます。

つまり、ストレッチやトレーニングを習慣にすれば、薬に頼らず誰の力も借りず、自分で自分の血管を守ることができるというわけです。

**◆血管が健康になると、脳も見た目も若返る！**

血管が強く健康であれば、疲れが取れやすく、血管の病気以外の病気にもかかりにくくなります。脳の働きもよくなるので認知症の予防にもつながります。

さらに、血管が元気で血流がサラサラになれば、新陳代謝が活発になってエネルギーが効率よく消費されるため、太りにくい体になっていきます。

肌の血色がよくなるだけでなく、肌のターンオーバーも活発に行われるので美肌になります。肌がきれいになると、実年齢よりもずっと若々しく見えるものです。

というように、本書でご紹介する運動は、いいことずくめです。ぜひ習慣にして、毎日を生き生きと楽しく過ごし、充実した人生を送りましょう！

ボロボロ血管・ドロドロ血液を改善！
# 血管を浄化する 30秒「筋ポンプストレッチ」 もくじ



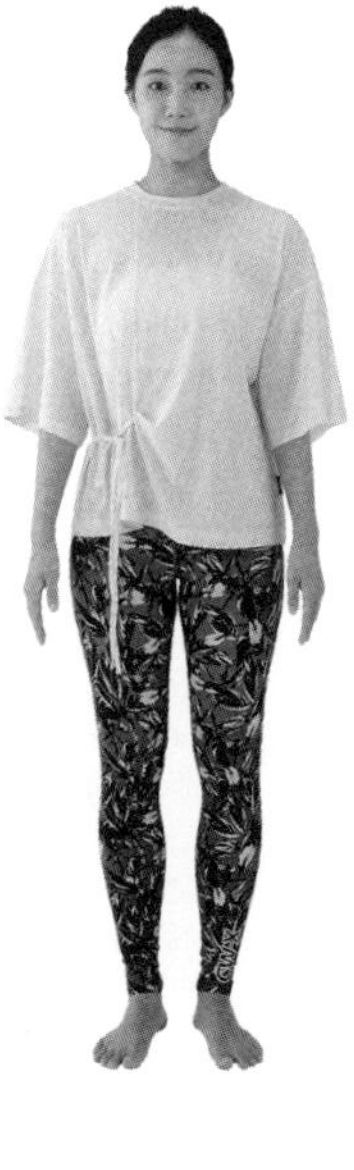

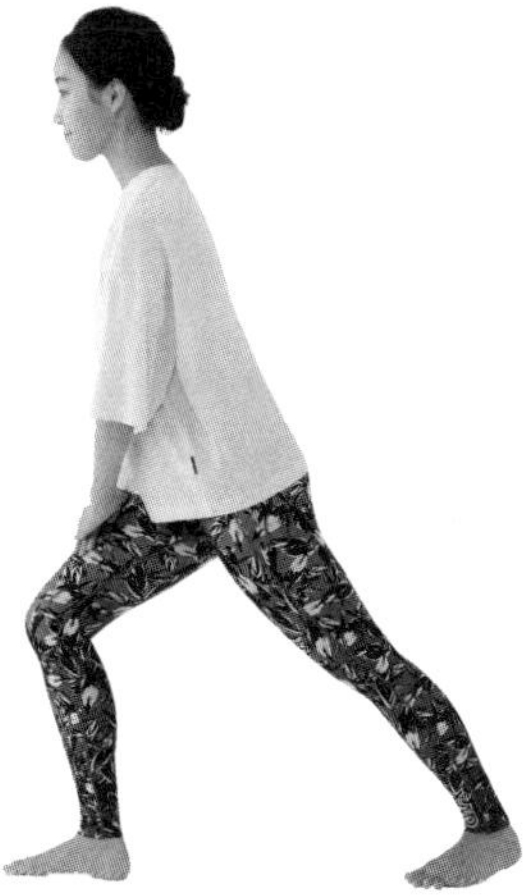

## 第2章 ボロボロ血管、ドロドロ血液の原因



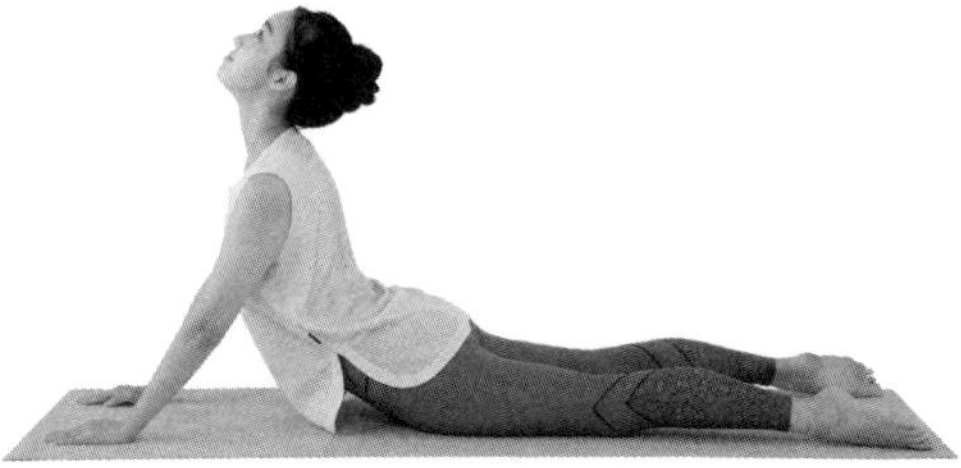

## 第3章　「筋ポンプストレッチ」で血管を浄化！



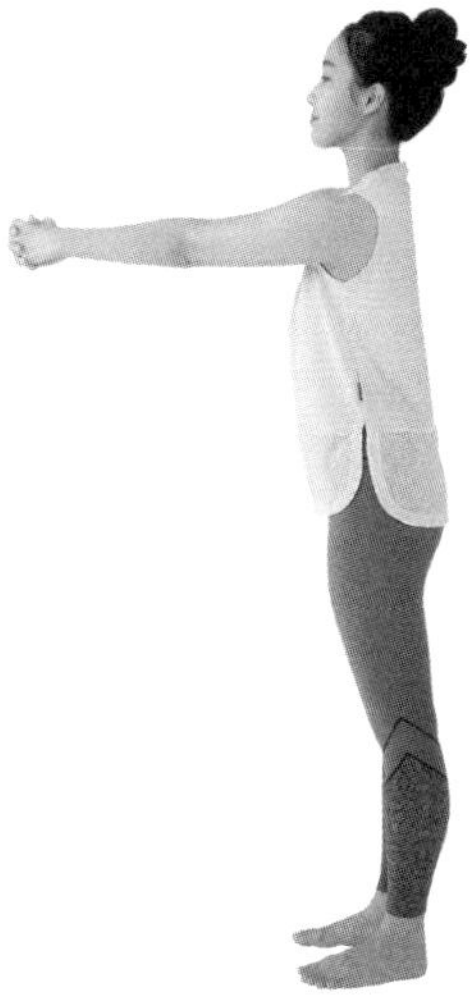

## 第4章　「筋ポンプトレーニング」でもっと元気に！

## 第5章 食事と生活習慣



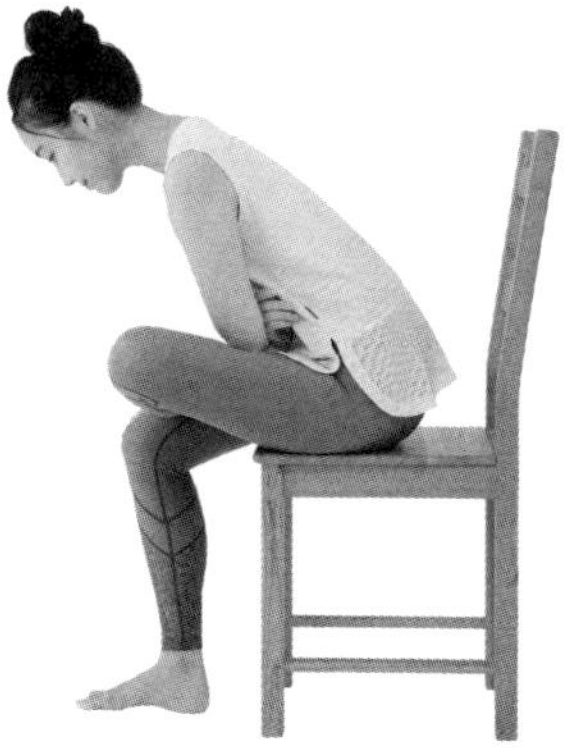

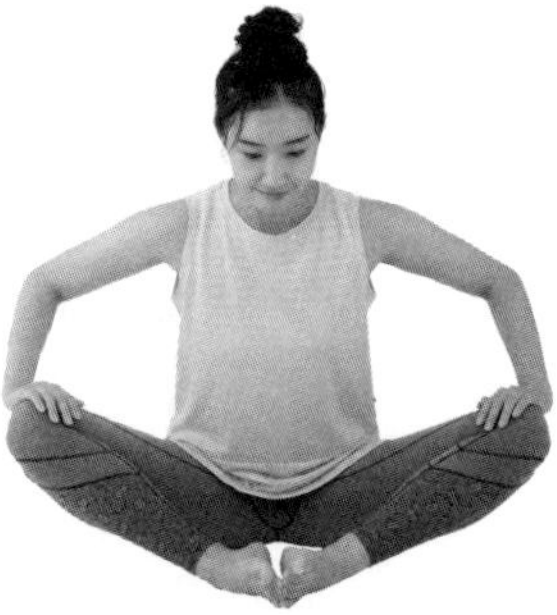

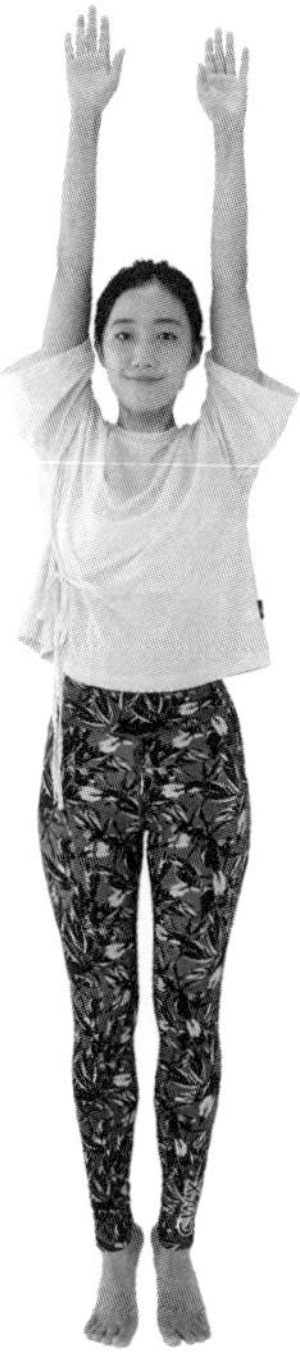

装幀　村田 隆（bluestone）
装画・本文イラスト　河南好美
撮影　安井勇吾（七彩工房）
ヘアメイク　福井乃理子（シードスタッフ）
スタイリング　梅本亜里（シードスタッフ）
モデル　赤坂由梨（スペースクラフト）
衣装協力　株式会社ワコール
組版・本文デザイン　朝日メディアインターナショナル株式会社
編集協力　鈴木裕子

# 第1章

# 現代人の血液の悩み

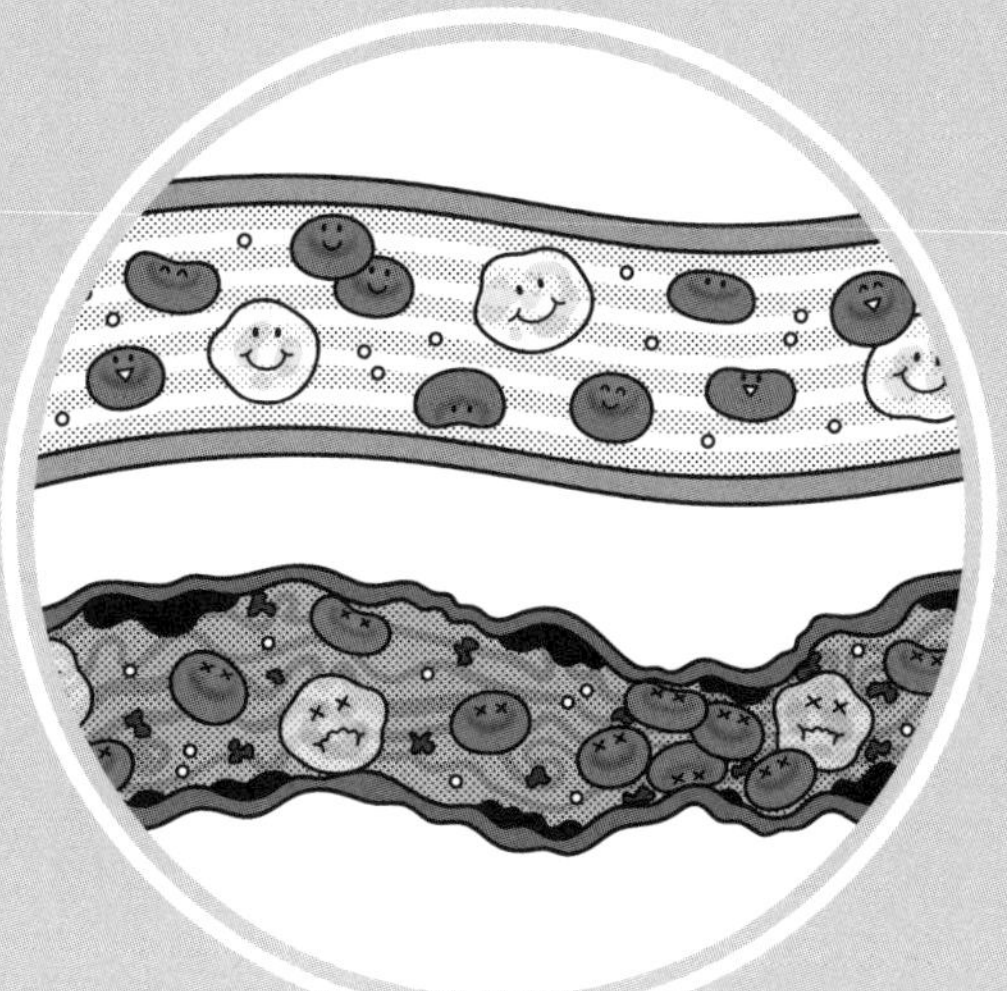

# 血管に爆弾を抱えた人が増えている！

## ◆深刻さを増す「心不全パンデミック」

２０２０年人口動態統計（厚生労働省）によると、日本人の死因上位5位は、次のとおりです。

第１位　悪性新生物（がん）　27・６％
第２位　心疾患（心臓発作）　15％
第３位　老衰　９・６％
第４位　脳血管疾患（脳卒中）　７・５％
第５位　肺炎　５・７％

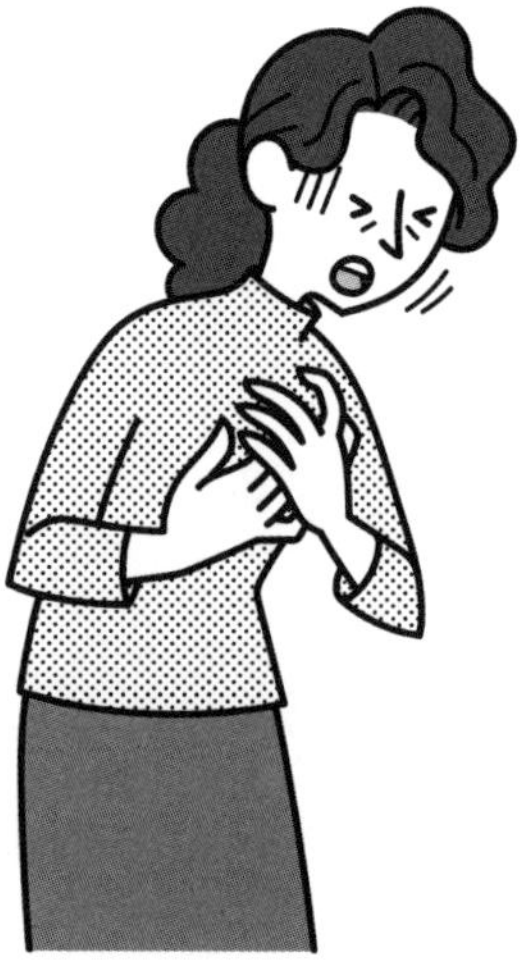

このうち、血管に関係する病気は、第2位の心疾患と第4位の脳血管疾患。2つの死亡率を合わせると、全体の22・5%を血管の病気が占めています。つまり、日本人の約5人に1人が血管の病気で命を落としていることになります。

2011年の同じ統計では、心疾患と脳血管疾患の全死因に占める割合は25・4%でしたから、少しずつではあるものの、血管病で亡くなる人は減ってきています。これも現代医療の進化のおかげ……と言いたいところですが、実は、そう喜んでもいられません。死亡率は下がっていますが、血管の病気に侵《おか》されている人の数は、むしろ増えているのです。

## ◆医療が逆に血管病を増やした!?

血管病が増えた理由は、「現代医療の進化」です。えっ、医療のおかげで血管病による死亡者数が減ってきているのに？　とお思いでしょう。以前は、たとえば心不全は死に直結していましたが、医療が進化して命が助かるようになりました。そのこと自体は大変喜ばしいことですが、問題はその先にあります。

発作を起こして救急病院に運ばれ、治療を受けて退院する。しかし、全快したわけではなく、心臓にダメージがかなり残った状態なので、また心不全になって再入院となるケースが、とても多いのです。

実際、病院の多くは、心不全で入院している患者さんであふれています。そうすると、新たに患者さんを受け入れることができません。こうした状況は「心不全パンデミック」と呼ばれ、特に高齢者の間で深刻化しています。

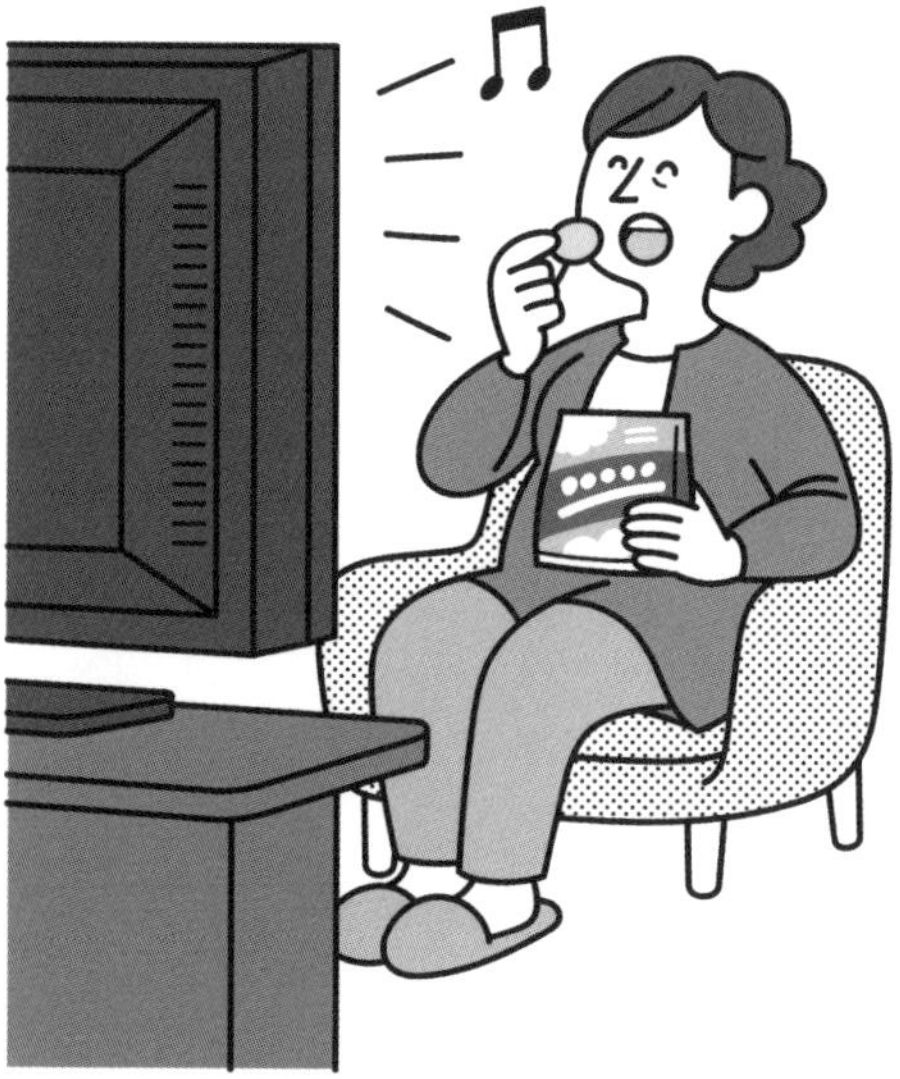

### ◆長引くコロナ禍で「潜病」が急増中

血管の病気のリスクを抱えているのは、高齢者だけではありません。働き盛りの40代、50代にも心不全や心筋梗塞、脳梗塞の予備群と言える人が少なくありません。

詳しくは後述しますが、血管の病気には「症状はないが、健康でもない」というステージがあります。私はそれを「潜病」と呼んでいますが、この段階では自覚症状がほとんどないため、見落とされてしまうことが多いのです。

潜病を放っておけば病気になります。血管の病気は10年、20年と時間をかけて進行し、症状が現れたときには重症化、場合によっては死に至ることもあります。

若い世代でも食習慣や食生活が乱れていたり、ストレスフルな生活を続けていると、血管はじわじわと蝕《むしば》まれていきます。これといった症状が出ないため本人は気づきませんが、確実に心疾患や脳血管疾患への道を歩んでいるのです。

さらに最近は、コロナ禍《か》も影響しています。外出の機会が減って運動不足になった上に、空いた時間につい間食をしてしまうのでしょう。実際、60％近くの人が「コロナ太り」をしたという調査結果もあります。潜病の人は、確実に増えています。

## ◆小さな兆しを見逃さない

先述のように、血管の病気は自覚症状がほとんどありませんが、血管の専門医から見ると、小さいながらも「兆《きざ》し」はあります。

たとえば、脳卒中の約3人に1人は、首の動脈の詰まりが原因です。首の動脈はとても太いのですが、それだけにプラーク（コレステロールや脂肪などのかたまり）ができやすい。それが増え続けると、そこから小さなカスがぽろっとはがれ、コロコロと頭の血管まで転がっていき、やがて頭の隅の血管が詰まります。

すると、ご飯を食べているときに急に右手に力が入らなくなって箸を落としてしまった、というようなことがあります。でも、小さなカスなので、すぐに流れて詰まりは解消。手にも力が戻り、「あれ？　さっきのは何だったのだろう」と思うわけです。

これは「一過性脳虚血発作」と呼ばれるものですが、こうしたことが起こり始めたら、本格的な発作が起こるのは時間の問題。大きな脳卒中を起こす前に、首の血管の詰まりを取り除く必要があります。

## ◆「あれ？」と思ったらすぐ受診

心臓の場合は、たとえば駅の階段を上がるとき、「今までは何ともなかったのに、最近、ちょっと胸が重苦しいな」と感じたら要注意です。

心臓は冠動脈という血管に覆《おお》われています。酸素は血液に乗って冠動脈を通り、心臓に運ばれますが、冠動脈が狭くなると血流が悪くなり、一時的に酸素不足に陥《おちい》ります。それが、胸の重苦しさの原因です。少し休むと収まりますが、放置すると冠動脈が詰まり、心筋梗塞を引き起こす可能性があります。心筋梗塞は、階段を上がっていようがいまいが関係なく、突然とんでもない胸の痛みに襲われ、最悪の場合、命を落とします。

足の血管に関しては、たとえば、ふだんは何事もなく過ごせるのに500メートルくらい歩くと左の足だけパンパンに張ってくる。少し休むと元に戻るものの、歩くとまた左足が張ってくる……というのは、左足の血管が詰まりかけている証拠。糖尿病に多い症状で、放置すると糖尿病性足壊疽《えそ》を起こし、足を切断することになってしまいます。

以上のような、「あれ?」と思うことがあったら、時間をおかずに循環器科を訪ね、超音波検査やCT検査、カテーテル検査などを受けてください。先手必勝です。

# ボロボロ血管は、こんな病気を招く！

血管がボロボロになる、血液がドロドロになるというのはあくまでも「状態」で、その状態に当てはまる病気は、いくつもあります。ここまでの項でも少し触れてきましたが、あらためて代表的なものを８つ挙げましょう。

**①脳梗塞**

脳の動脈の血行不良によって酸素＆栄養不足に陥り、脳の神経細胞が死んでしまう病気です。症状としては、左右どちらかの半身の顔や手足がしびれたり動かしづらくなったり、ふらつきやめまい、嘔吐《おうと》、ろれつが回らない、思うように言葉が出てこない、言っていることが理解できない、ものが見えにくくなったり二重に見えたりする……などなど。これらの症状が、１つだけ出る場合と複数出る場合があります。

## ②脳出血

脳の中を走る細い動脈が突然破れて出血が起こり、脳を壊したり圧迫することでさまざまな症状を引き起こす病気。出血が起こる場所や出血の量によって症状が異なりますが、意識障害や呼吸不全を引き起こす危険もあります。

## ③くも膜下出血

脳を覆っている3層の膜の隙間、「くも膜下腔」に出血が生じる病気です。突然、非常に激しい頭痛が起こることが特徴で、よく「バットで殴られたような痛み」と表現されます。吐き気や嘔吐をともない、意識障害が生じることも。また、脳内にも出血がある場合、手足の麻痺や言葉が出ないなどの神経症状をともないます。

## ④狭心症

心臓を構成する筋肉（心筋）に血液を行き渡らせる冠動脈が狭く（細く）なることによって、心筋が一時的に酸素不足に陥り、胸の圧迫感や痛みを引き起こす病気。歩いている最中に息が切れる、胸が締めつけられる、動悸《どうき》がするなどの症状が出ます。

**⑤心筋梗塞**

冠動脈が完全に詰まり、心筋に酸素が届かなくなって壊死《えし》を起こしてしまう病気です。狭心症が悪化して起こることが多く、突然胸をえぐられるような強い痛み、背中や左肩などが痛くなる（放散痛）のほか呼吸不全、意識障害などの症状を引き起こすことがあります。

**⑥大動脈瘤破裂**

まず、動脈硬化や先天的組織異常によって大動脈にこぶ状のふくらみができることがあります。これが大動脈瘤《どうみゃくりゅう》で、こぶができる場所によって「〇〇動脈瘤」と呼ばれます。ただ、こぶができているだけでは自覚症状はありません。そのため放置されることが多く、そうこうするうちにこぶが大きく膨《ふく》らみ、破裂してしまいます。それが大動脈瘤破裂で、胸や背中、お腹に激しい痛みが起こり、ショック状態に陥ることも。

**⑦大動脈解離**

大動脈は内膜、中膜、外膜の3層からなっていて、そのうちの内膜に亀裂が入り、そこから血液が一気に流れ込むことで次なる層の中膜が裂け、剥離《はくり》を起こす病気が大動脈解離です。突然、胸や背中に激痛が起こり、症状が進むにつれて痛みがお腹、足へと下に移っていきます。裂け目が主要な臓器につながる血管にまで進むと、死に至る可能性が大。

**⑧下肢閉塞性動脈硬化症**

下肢（足）の動脈に動脈硬化が起こり、狭くなる、あるいは詰まることで足を流れる血液が不足し、痛みをともなう歩行障害が起きる病気です。

**◆「突然死」は珍しくない**

ここに挙げた病気は、最悪の場合、死に至ります。恐ろしいのは、いずれも自覚症状がないため、突然発症すること。いわゆる「突然死」を招いてしまうのです。

たとえば心筋梗塞の場合、３人に１人は何の前触れもなく起こり、そのうち約30％の人が亡くなっているとも言われています。ご遺族が「昨日まで、あんなに元気だったのに」とおっしゃるのを、私はどれだけ耳にしてきたことでしょう。

突然死は、「発症から24時間以内の予期されなかった死亡（外因性のものを除く）」と定義されています。そのうちもっとも多いのが、心臓突然死なのです。

日本における心臓突然死の数は、年々増え続けています。そして、私が強く感じるのは、若い世代にも突然死が増えていることです。

血管の病気は、今や高齢者の病気ではなく、心筋梗塞で言えば30代、40代でも珍しくありません。しかも、本人も周囲からも「いつも元気」「いたって健康」と思われている人にも、突然死は訪れます。もはや、他人事ではないのです。

## ◆血管チェックの習慣を

突然死を招きかねない血管の病気も、医療の進化によって命を救われるケースが増えてきたことは、先述のとおりです。

しかし、残念ながら予後はよいとは言えません。入退院を繰り返したり、体に麻痺などの障害が生じたり、寝たきりになってしまうなど、ＱＯＬ（生活の質）は著《いちじる》しく下がってしまいます。

せっかくの人生ですから、最後まで自分らしくありたいと思いませんか。そう願うなら、今日から血管のケアを始めましょう。

血管の病気は、症状が出たときにはすでに重症化していると言っても、防ぐ手立てはあります。

まずは、検査。血管の状態は血流からある程度わかりますから、日常生活においては血圧を測ることを習慣にしましょう。そして、できれば1年に1回、超音波検査や心電図検査を受けていただきたいところです。

自治体の特定健康診査でも心電図検査が行われますが、あの検査では血管が狭くなっているかどうかを知ることができません。

たとえば狭心症は、体が動いているときに症状が出るので、ベッドで横になった状態で行われる心電図検査では異常を感知できないのです。

必要なのは「運動負荷心電図」。循環器系専門の医療機関であれば検査を受けられるはずです。

## ◆ＱＯＬを高めるために

私のクリニックでも、血管に特化した「血管ドック」を実施していて、運動負荷心電図のほか、首の血管の詰まり具合を見る「頸動脈《けいどうみゃく》超音波検査」、心臓の動きや弁の具合を見る「心臓エコー」、下肢血管の詰まりを見る「ＡＢＩ」を行っています。

血管の検査を積極的に受けていただきたいのは、健診で動脈硬化を指摘されたことがある、メタボリック・シンドロームと判定された、タバコを吸っている、家族に脳卒中や心臓病の人がいる、胸の痛みや手足のしびれ、脱力感を感じたことがある……といった方です。あなたは、いかがですか？　１つでも思い当たることがあったら、早いうちにぜひ一度、専門医を訪ね、検査を受けてください。

検査を受けるほかに、後の章でご紹介する「筋ポンプストレッチ」や「筋ポンプトレーニング」を行うことで血管の健康を保てますし、突然死も避けられます。ＱＯＬも下がらないどころか、むしろ上がります。

詳しくは、次の章でお話ししましょう。

# 第2章

# ボロボロ血管、ドロドロ血液の原因

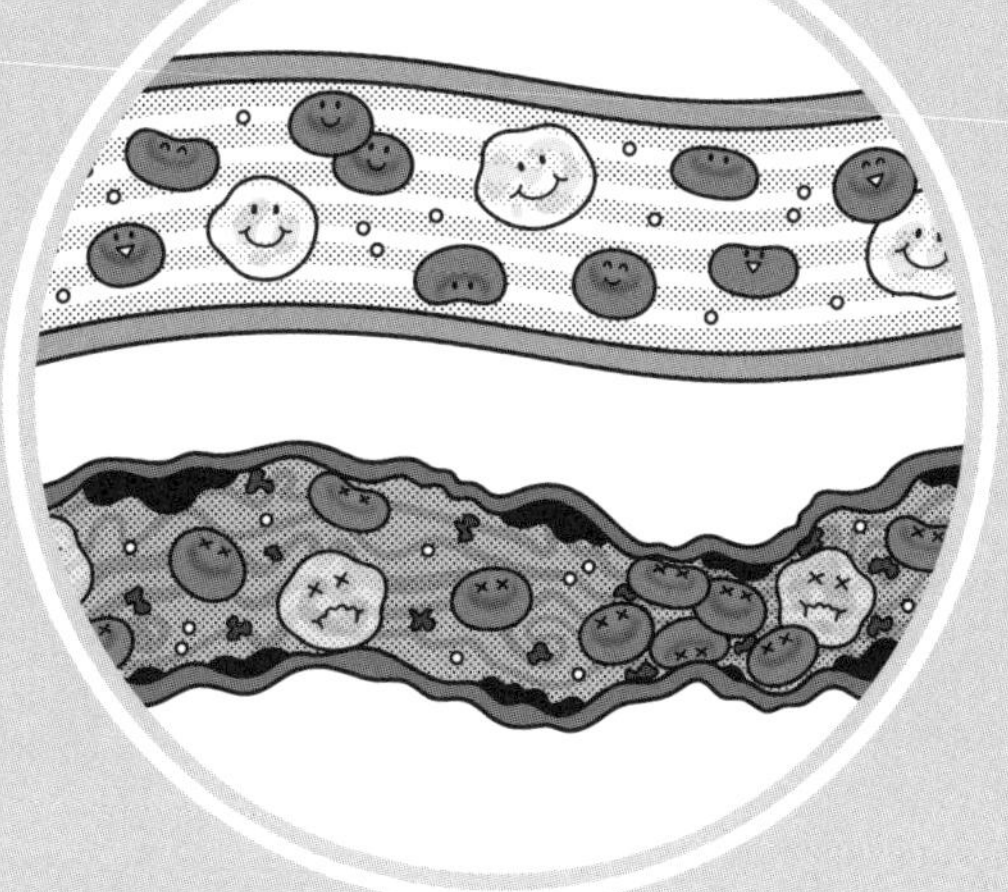

# 元凶は動脈硬化と血管の機能異常！

◆**血管がボロボロになる原因**

血管が破裂したり詰まったりしてボロボロになってしまう理由は、大きく分けて2つあります。1つは動脈硬化、もう1つは血管の機能異常（けいれん）です。

動脈硬化とは、血管の壁が厚くなって弾力性がなくなったり、血管の内側にコレステロールや脂肪などがたまったりしてプラーク（こぶ）ができ、血管が狭くなった状態をさして言います。

動脈硬化が進行すると、プラークが破れます。すると、そこに血のかたまり（血栓）ができて血管を詰まらせ、脳梗塞や心筋梗塞を引き起こすのです。

「動脈硬化は高齢者に起こるもの」というイメージがあるかもしれません。しかし、何もしなければ動脈硬化は20代から始まります。

そこから10年、20年かけて血管の壁が少しずつ厚くなり、プラークが大きくなったり数が増えたりして、ゆっくりと血管を詰まらせ、限界を超えたときに、いきなり発作が起きる。それゆえ、脳血管疾患や心血管疾患は「サイレントキラー」とも呼ばれているのです。

こう考えると、よく言われる「突然死」も、実は突然訪れるわけではないのかもしれません。20代からすでに、その芽はあったのだと考えられます。

動脈硬化を進行させる危険因子としては、高血圧や脂質異常症（高脂血症）、糖尿病といった生活習慣病や、肥満、喫煙などがあります。

40～50代以降での危機を避けるためには、20代のうちから血管の健康を考えた生活をする必要があるのです。

### ◆ストレスが最大の敵

では、血管の機能異常とはどういうことでしょう。

血管は、収縮・拡張を繰り返して全身に血液を送っています。ところが、心身の緊張が続いたり過剰なストレスがかかったりすると、血管はけいれんを起こしてギュッと収縮します。その結果、血流が止まって心筋梗塞になる場合もあるのです。

血管のけいれんが怖いのは、血管自体は健康で、こぶもなくきれいであっても発生することです。動脈硬化の場合は徐々に進行し、健康診断がきっかけで危険因子を取り除き、血管の詰まりを防ぐことができます。

しかし、本来は血管にまったく異常がないのに、過剰なストレスが引き金となって突然、血管がけいれんを起こす可能性があります。

自覚症状も、もちろんありません。

ただ、「働きすぎかも」「人間関係で深刻な悩みを抱えている」など、身体的・精神的ストレスを抱えている人は、血管のけいれんと無縁ではいられません。近年は10代、いえ、小学生でも心身ともに大きなストレスを感じているようです。ストレスのケアも、早いうちから始めたほうがいいかもしれません。

### ◆ボロボロ血管とドロドロ血液の関係

血管が動脈硬化を起こして硬くなったり狭くなったりすると、その中を通る血液の流れが悪くなります。

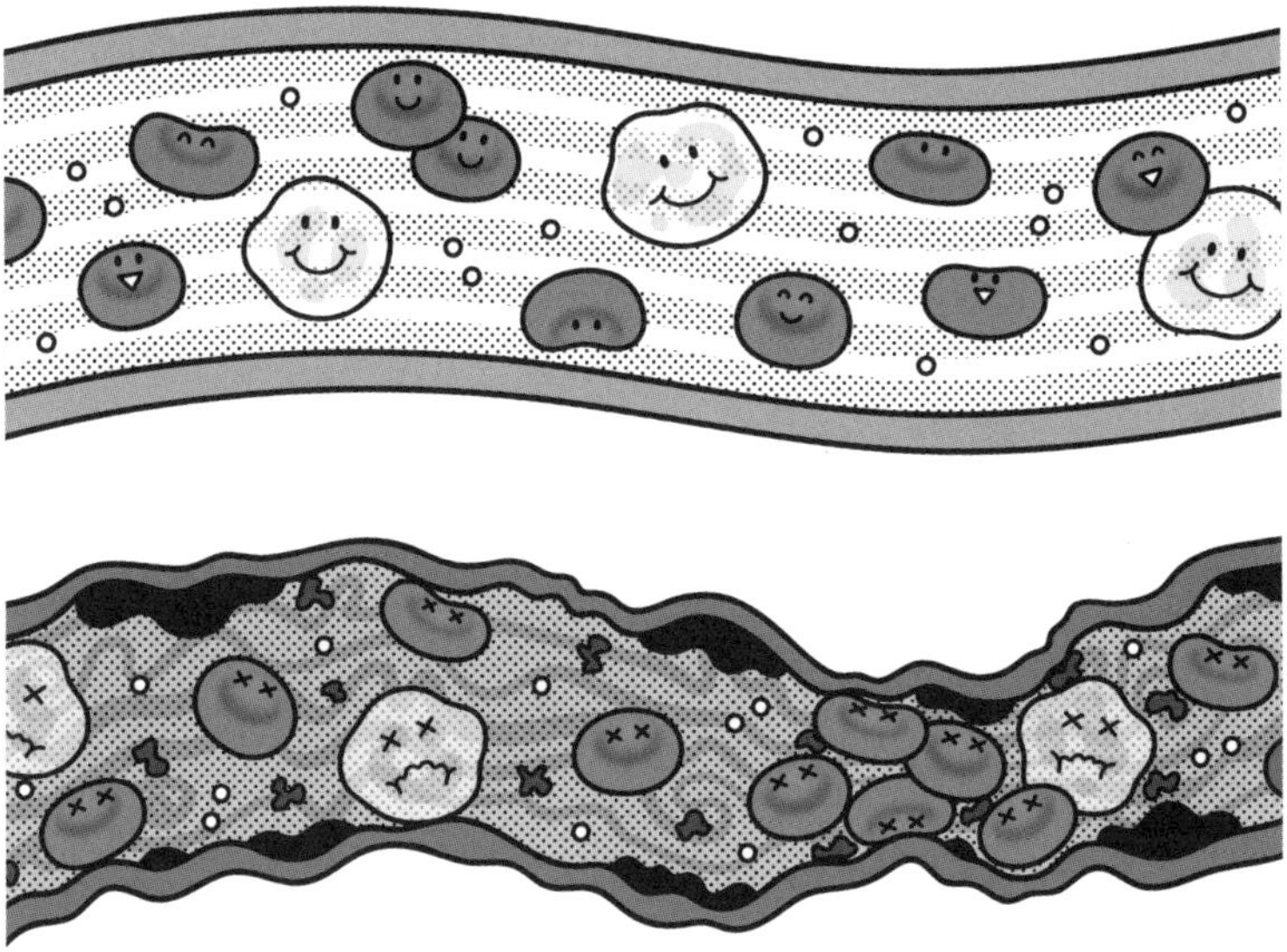

健康な血管（上）とボロボロ血管（下）のイメージ

血液のおもな働きは、体に必要な栄養素を体の隅々まで届け、酸素や二酸化炭素を運び、老廃物や有害物質を回収して体の外に出す、ホルモンの運搬、体温調節などです。血管が狭くなって血液の流れが悪くなると、その役割を十分に果たせなくなり、体のあちこちに不具合が生じます。

老廃物や有害物質も血管内にたまってしまい、それが血管を傷つけて、ますますボロボロにしてしまいます。つまり、ボロボロ血管とドロドロ血液は、どちらかが悪くなるともう一方も悪くなるという、悪い意味での相乗効果が起きてしまうのです。

# 血管をストレスから守ろう！

## ◆強い味方、コルチゾール！

動脈硬化を防ぎ、血液をサラサラな状態に保つために必要なのは、食生活の改善や運動、十分な睡眠をはじめとする生活習慣の見直しと、ストレスマネジメントです。生活習慣の改善については第5章で詳しく説明することにして、ここではストレスを軽減する方法についてお話ししましょう。

ストレスを減らすには、その原因から距離をおくのが一番ですが、現代生活においてそれはなかなか難しい。そこで注目したいのが、ホルモンです。

私たちの体には、ストレスによる血管ダメージを最小限に抑えるしくみがあります。その役割を担うのは、副腎で作られる「コルチゾール」という抗ストレスホルモンです。

副腎とは、左右の腎臓の上にある親指大の小さな臓器。ストレスを感じると、ここからコルチゾールが分泌され、ストレスを緩和して体や心を守ってくれます。

## ◆コルチゾールが作れない!

しかし、現代社会はストレスだらけです。人間関係など精神的なストレスだけでなく、食品添加物や紫外線なども体にとって大きなストレスになります。そのように、常にストレスにさらされた生活を続けていると、副腎が働きすぎて疲れきってしまい、コルチゾールが作れなくなってしまうのです。

通常、コルチゾールは朝にもっとも多く分泌され、夜に向けて徐々にその量が減っていきます。ところがストレスが過剰になると、副腎がそれに立ち向かうために一日中、大量のコルチゾールを作って分泌します。

ところが、それでもストレスを処理できない……となると副腎はうまく機能しなくなり、しまいにはコルチゾールがほとんど分泌されなくなり、体はストレスに対抗できなくなってしまうのです。

## ◆コルチゾールを枯渇させないために

すでにお話ししたとおり、心や体にストレスがかかると血管にもストレスがかかり、収縮してしまいます。

コルチゾールが分泌されないことで血管もストレスを受け続け、弱っていきます。そしてあるとき限界に達し、けいれんを起こしてしまうのです。

ストレスフルな社会にあってもコルチゾールを枯渇《こかつ》させないためには、受けたストレスを少しでも軽減すること。その方法はいくつかありますが、もっとも効率よくストレスを手放せるのは、運動です。

体を動かすこと自体にストレス発散の効果があり、血管の緊張も解いてくれるのですが、なんと、運動は血管そのものを強くしてくれるのです。私が今回、ストレッチやトレーニングを中心にした本をみなさんにお届けしたいと思ったのは、そのためです。

# 2つの物質が血管を強くする！

## ◆体を動かしてNOを増やす

運動は、なぜ血管強化につながるのでしょう。その鍵を握っているのは「NO《エヌオー》」（一酸化窒素）です。

血管は3層構造になっていて、もっとも内側にある1層は血管内皮細胞と呼ばれる細胞からできています。

血管内皮細胞からは多くの物質が放出され、それによって血管は正常な収縮・拡張を保ち続けています。血管内皮細胞は、いわば血管の司令塔のようなものです。

NOは、血管内皮細胞から放出される物質の1つで、次のような働きをします。

①血管拡張作用

②血栓の産生を抑え、血液をサラサラにする
③血管の炎症を抑える
④酸化を防ぐ（抗酸化作用）
⑤プラークの発生を抑える

血管を強くしなやかにして動脈硬化を防ぐにはNOは欠かせないということが、おわかりいただけたかと思います。

ところが30歳ぐらいから、年齢を重ねるごとにNOが作られにくくなります。その結果、血管内皮細胞の機能が低下して血管の状態が悪くなり、動脈硬化につながってしまいます。

ですから、NOを増やす必要があります。もっとも効率的な方法が運動です。運動をして血管に刺激を与えると、血管内皮細胞からNOが放出されやすくなります。

体を動かすことによって血管内を走る血液の流速が上がりますが、そのときにNOが分泌されるのです。

## ◆血管を修復するアディポネクチン

NOのほかに、血管を強くする働きのある物質としてもう1つあります。「アディポネクチン」と呼ばれる物質です。専門的には生理活性物質、ホルモン様物質とも言われます。

1日24時間、毎日酷使されている血管には、知らないうちに老廃物や余分な脂質などのゴミがたまり、内壁が傷ついて炎症が起きたりしています。放っておけば動脈硬化がどんどん進んでいきます。

ただ、私たちの体には、傷ついた血管を修復する機能が備わっています。それが、アディポネクチンです。

アディポネクチンは、脂肪を構成している脂肪細胞から分泌されます。

脂肪は何かと敵視されがちですが、エネルギーを蓄《たくわ》えたり体の体温を正常に維持するために必要です。

さらに、脂肪細胞からは体の働きを調整する物質が多く分泌されることがわかってきました。アディポネクチンはその1つです。

アディポネクチンは血液に乗って全身をめぐり、傷ついている血管を見つけて修復します。さらに、血管の炎症や酸化を抑える働きも。したがって、血液中のアディポネクチンを増やすことが、血管強化に直結するというわけです。

## ◆アディポネクチンを増やすには

どうすればアディポネクチンを増やすことができるのでしょう。アディポネクチンは脂肪細胞から分泌されると言うと、「じゃあ、太ればいいんですね！」とうれしそうな顔をする人がいますが、残念！　そうではありません。

脂肪細胞というのは、大きくなりすぎるとアディポネクチンの分泌をストップさせてしまいます。特に、お腹まわりについている内臓脂肪が増えると、アディポネクチンの分泌量がガクッと低下してしまうのです。

内臓脂肪が増えると、アディポネクチンに代わって悪玉物質を大量に分泌するようになります。それは「悪玉アディポサイトカイン」とも呼ばれるもので、血管を詰まらせる原因となる血栓をできやすくし、血圧を上昇させ、さらには血糖値を下げるインスリンの働きを悪くするなどして高血圧や糖尿病を引き起こしてしまうのです。

たポッコリお腹は、メタボリック・シンドロームの象徴とも言えますが、メタボの人は単に太ってお腹がふくらんでいるだけでなく、さまざま病気を抱えがちです。

「メタボリック・ドミノ」という言葉をご存じでしょうか。内臓脂肪がたっぷりつい

## ◆メタボリック・ドミノを防ぐ

メタボリック・ドミノの最初は肥満。そこで何も手を打たなければ、高血圧、脂質異常症、糖尿病……と次第に病気の深刻さが増していきます。そして最後に、脳卒中や心不全など死亡リスクの高い病気が待ち構えています。

つまり、メタボリック・ドミノとは、すなわち血管病の進行を表しているとも言えるでしょう。

動脈硬化を防ぐには、内臓脂肪を減らしてメタボを解消すること。それによってアディポネクチンがたくさん分泌されるようになり、血管はますます強くなるのです。

ちなみに、アディポネクチンは血管を強くするほか、がんの発生を予防したり、長寿遺伝子「サーチュイン」を活性化する働きもあります。

実際、100歳以上の高齢者のアディポネクチンの量を調べると、20歳代の人より

も多かったという調査結果があります。

いつまでも若々しく、元気に過ごしたいと思うなら、一刻も早く内臓脂肪を減らし、アディポネクチンをたくさん分泌させる必要があるということです。

### ◆インナーマッスルを鍛える

内臓脂肪を減らすには、何よりも運動が効果的です。内臓脂肪は皮下脂肪より燃焼しやすいので、運動を習慣化すれば必ず減らすことができます。

脂肪燃焼効果が高いのは、ウォーキングやジョギングなどの有酸素運動ですが、私がおすすめしたいのは、「ドローイング」と呼ばれる、呼吸を利用した腹筋トレーニングです。

内臓脂肪を確実に減らすためには、深部にあるインナーマッスル（深層筋）を鍛えると、より効果的。ドローイングは、そのインナーマッスルに直接アプローチするトレーニング法です。

トレーニングといっても、「息を吐いてお腹をへこませる」だけ。道具はいりませんし、運動が苦手な人でも行うことができます。それでいて、効果は抜群。やり方は、第4章の72〜75ページでご紹介しています。

◆ベージュ脂肪細胞が脂肪を燃やす

背骨と骨盤、太ももの骨をつなぐ「腸腰筋」を鍛えると、お腹がへこみます。腸腰筋を刺激すると、「ベージュ脂肪細胞」という細胞が活性化されるからです。

ベージュ脂肪細胞には熱を発生させて脂肪を燃やし、体温を上げる働きがあります。そのため、ベージュ脂肪細胞が活性化されると脂肪が燃えやすくなり、内臓脂肪も減りやすくなるとされています。腸腰筋のトレーニング法も76ページでご紹介していますので、トライしてみてください。

運動をして「NO」と「アディポネクチン」を増やせば、血管は強くなる。内臓脂肪が減るのでシェイプアップでき、ボディラインを整えることもできます。

つまり、運動するだけで、体の内も外も若々しく、きれいになるのです。いかがでしょう、体を動かしたくなってきませんか?

では、いよいよ次章から、集中的に効率よく血管を強化するストレッチとトレーニングをご紹介します。

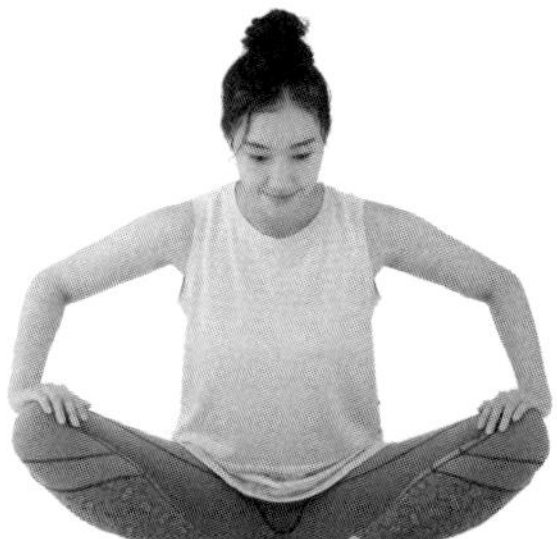

第3章

# 「筋ポンプストレッチ」で血管を浄化！

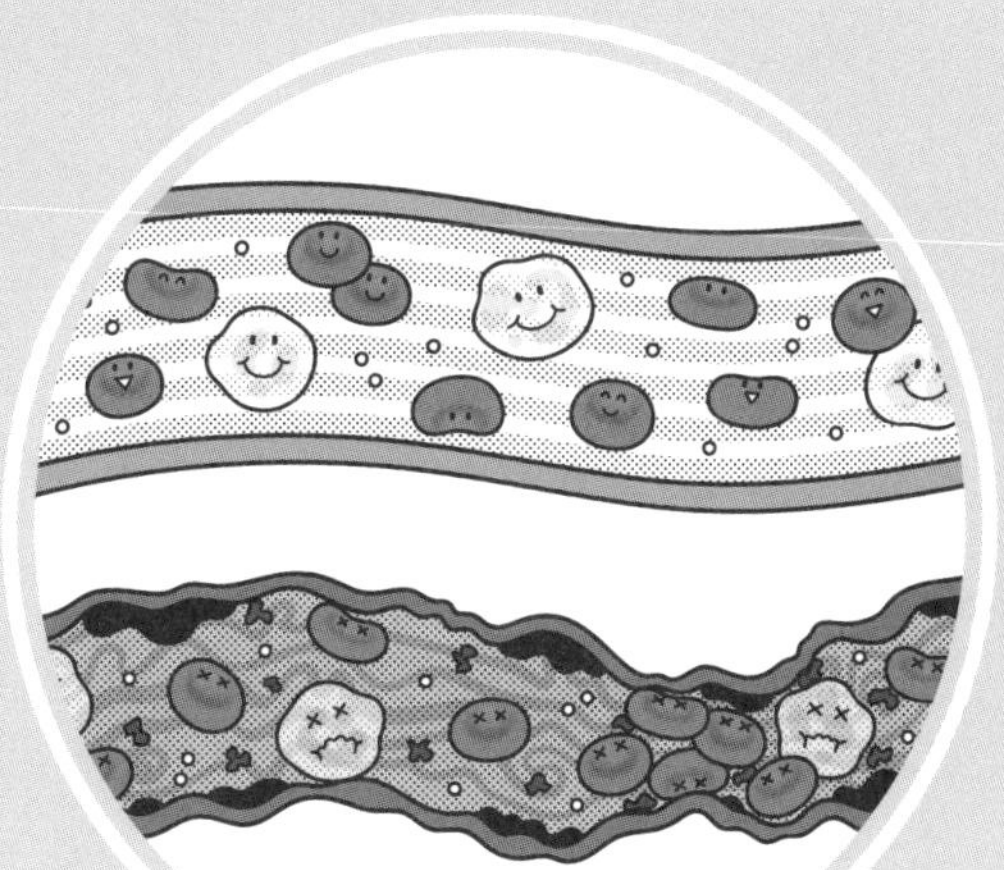

## ◆ストレッチが血管に効くメカニズム

ストレッチは硬くなった体をほぐしてやわらかくする運動ですが、血管をやわらかくすることもできます。筋肉をグーッと伸ばすと、それにともなって血管も伸びてやわらかくなるのです。

さらに、いいことがあります。血管が伸びる際にNOが出て、血管が広がりやすくなるのです。ただ、NOの分泌量は30歳くらいを境に低下してしまうので、何もしなければ血管の老化はどんどん進み、ボロボロ血管へまっしぐら。ですから、ストレッチをして血管に刺激を与え続ける必要があるのです。

そしてもう1つ、ストレッチが血管に有効な理由があります。

ストレッチをすると「気持ちいい～！」と感じませんか？ そのとき、自律神経の副交感神経が優位になって心身ともにリラックスします。そうすると、血管の緊張がとれるのです。

血管の緊張は、血管を詰まらせる大きな原因の1つ。血管を健やかに保つためには、ふだんから血管が緊張していない時間をいかに作るか、ということが重要です。

## ◆「積極的休養」が疲労物質を排出する

現代社会にはさまざまなストレスがあふれていて、放っておくと私たちの血管は緊張しっぱなしになります。仕事なり家事なり、ようやく終わってホッと一息、ソファに座ってテレビをつけ、そのままずっと同じ姿勢を続けてしまう。それでは体はリラックスせず、血管の緊張もとれません。

「アクティブレスト」という言葉をご存じでしょうか。「積極的休養」、つまり「休息している」という意識をもってアクティブに動く、という意味です。

もともとこれは、スポーツの世界で行われている疲労回復法で、体が疲れているときにあえて軽めの運動をし、全身の血行をよくすることで体にたまった疲労物質の排出を促《うなが》すというものです。このアクティブレストの代表格が、ストレッチなのです。

次ページから、血管を強くしなやかにするために必要な筋肉——全身、ふくらはぎ、腸腰筋、腹筋、肩甲骨、股関節——のストレッチを紹介しましょう。

ストレッチの秒数や回数は、あくまでも目安です。体を動かす習慣のない人は、1日合計30秒ぐらいから、無理をせずにできる種目を選んで行ってください。

# 全身ストレッチ

「緊張・脱力エクササイズ」と全身のストレッチを兼ねたものです。W効果によって血管内にＮＯ（一酸化窒素）がたくさん分泌されるので、非常に効果的です。

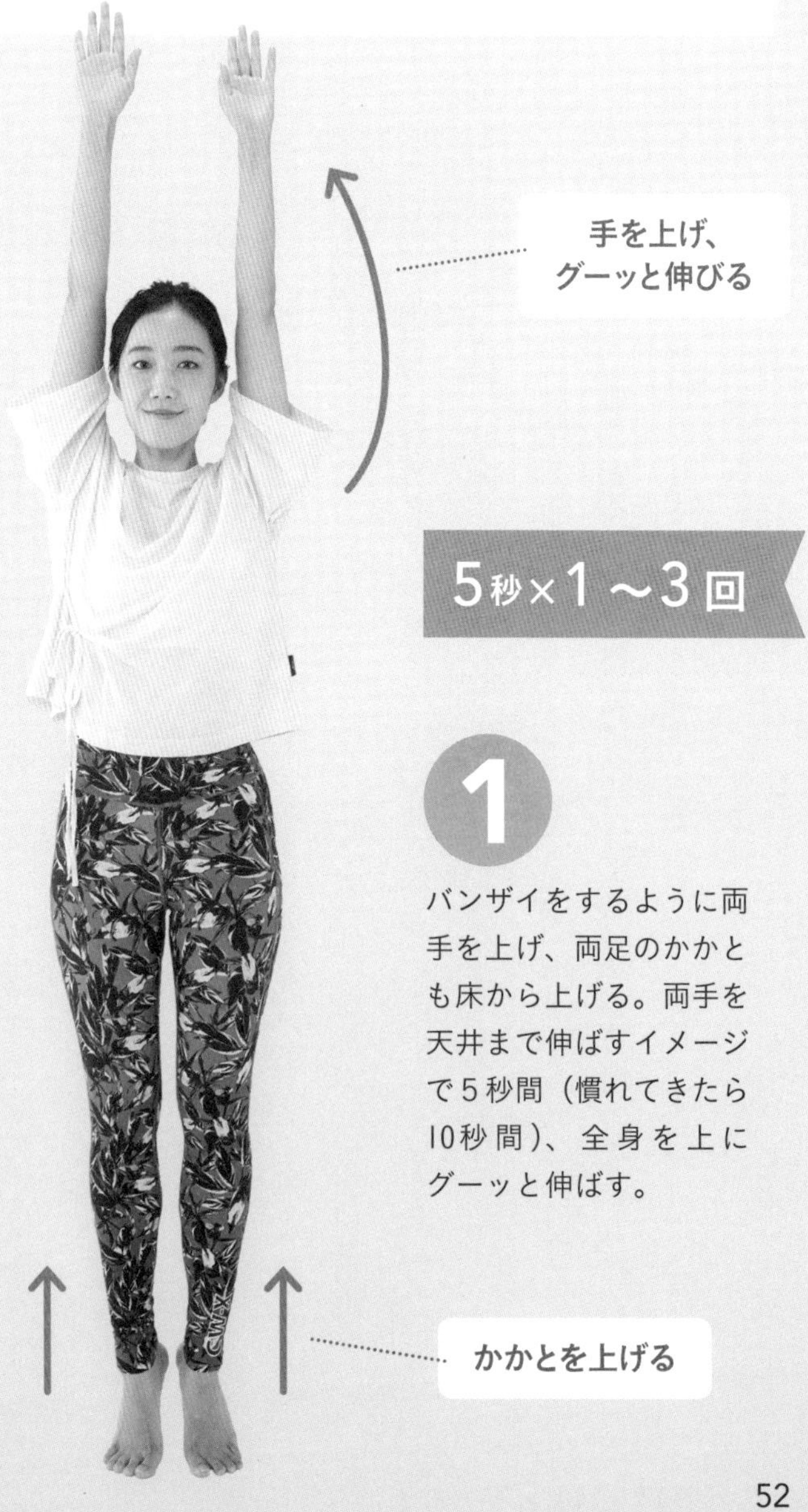


5秒×1～3回

1

バンザイをするように両手を上げ、両足のかかとも床から上げる。両手を天井まで伸ばすイメージで５秒間（慣れてきたら10秒間）、全身を上にグーッと伸ばす。

全身の筋肉をやわらげるので体がリラックスし、血行が促され、体の中にたまっていた老廃物が排出されます。3回を1セットとしますが、回数が多いほどＮＯが分泌されるので、何回行ってもＯＫ。肩こりの改善にも役立ちます。

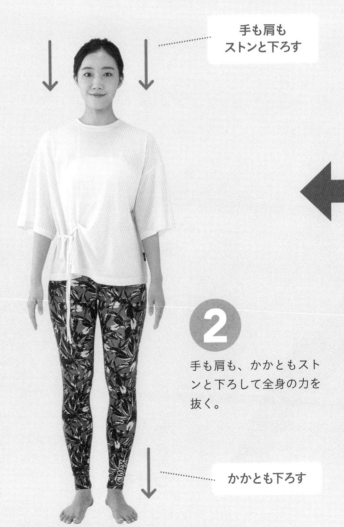

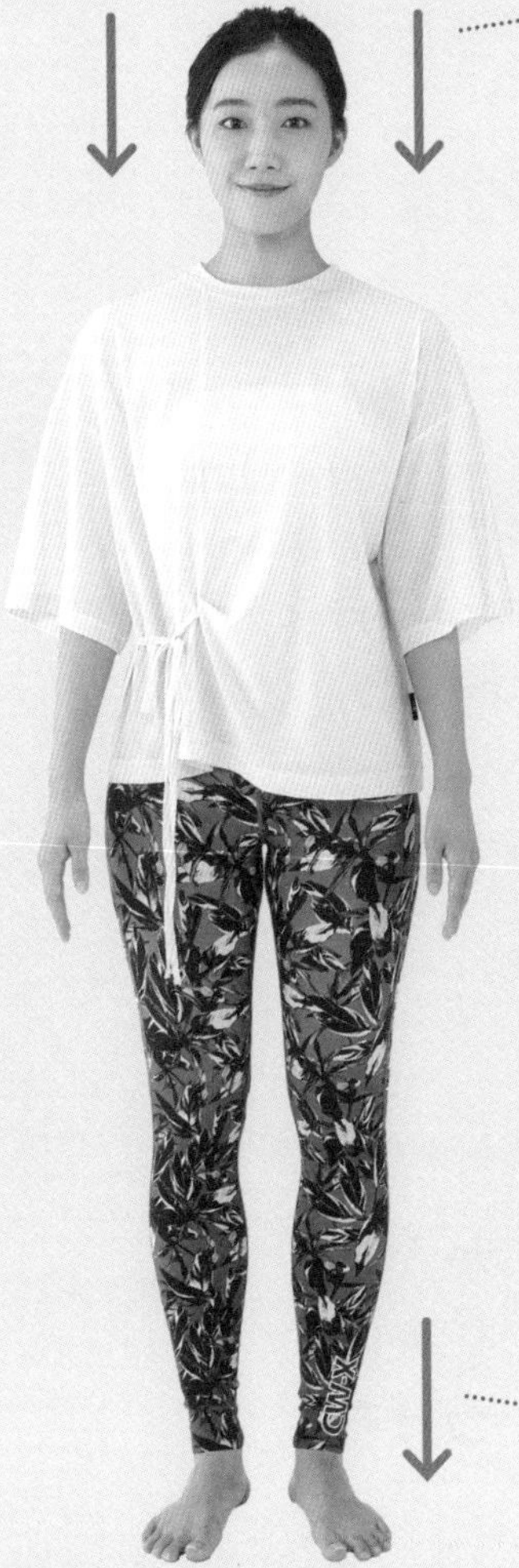


2

手も肩も、かかともストンと下ろして全身の力を抜く。

# ふくらはぎのストレッチ

心臓から送り出された血液の６～７割が下半身に流れます。何もしなければ重力によって血液は下肢に滞ってしまうので、重力に逆らうパワーが必要です。その役割を担っているのが、ふくらはぎです。ふくらはぎのポンプ機能によって、下半身の血液が心臓に戻っていきます。ふくらはぎが「第二の心臓」と言われるのは、そのためです。ぜひ、毎日欠かさず行うようにしてください。

左右の足
それぞれ30秒

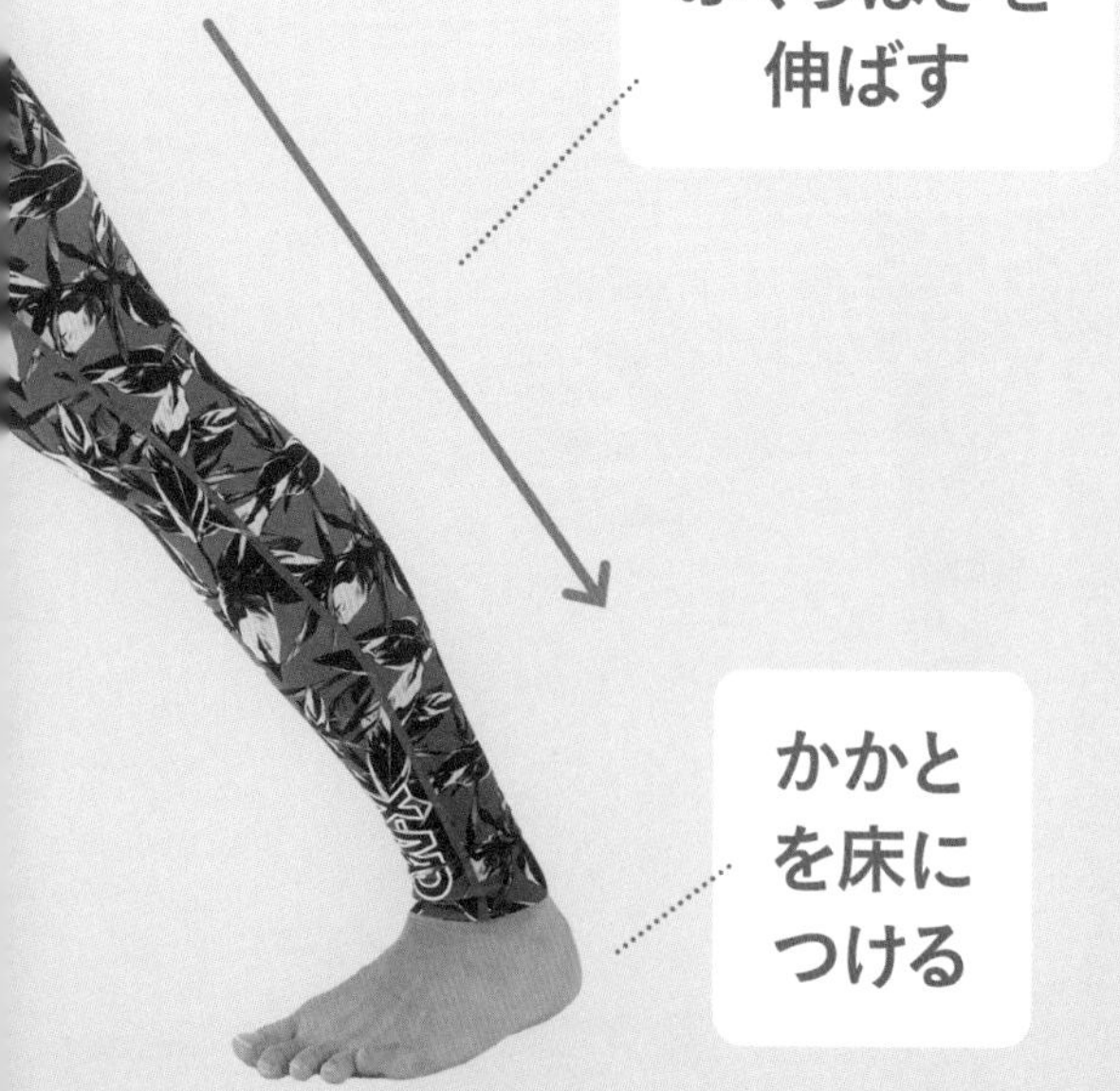


両足を肩幅に広げて立ち、その状態から右足を大きく一歩、前に踏み出す。その足のひざを約90度まで曲げ、そのひざに両手を軽くのせる。左足のかかとをしっかり地面につけてひざの裏を伸ばす。伸ばしたまま30秒間キープ。

左足のふくらはぎがグーッと伸びていることを感じながら行うことが大切。**ポイントは、伸ばしている足と上半身が一直線になっていること。**そうすることで、ふくらはぎがしっかり伸びる。終わったら左右の足を入れ替える。

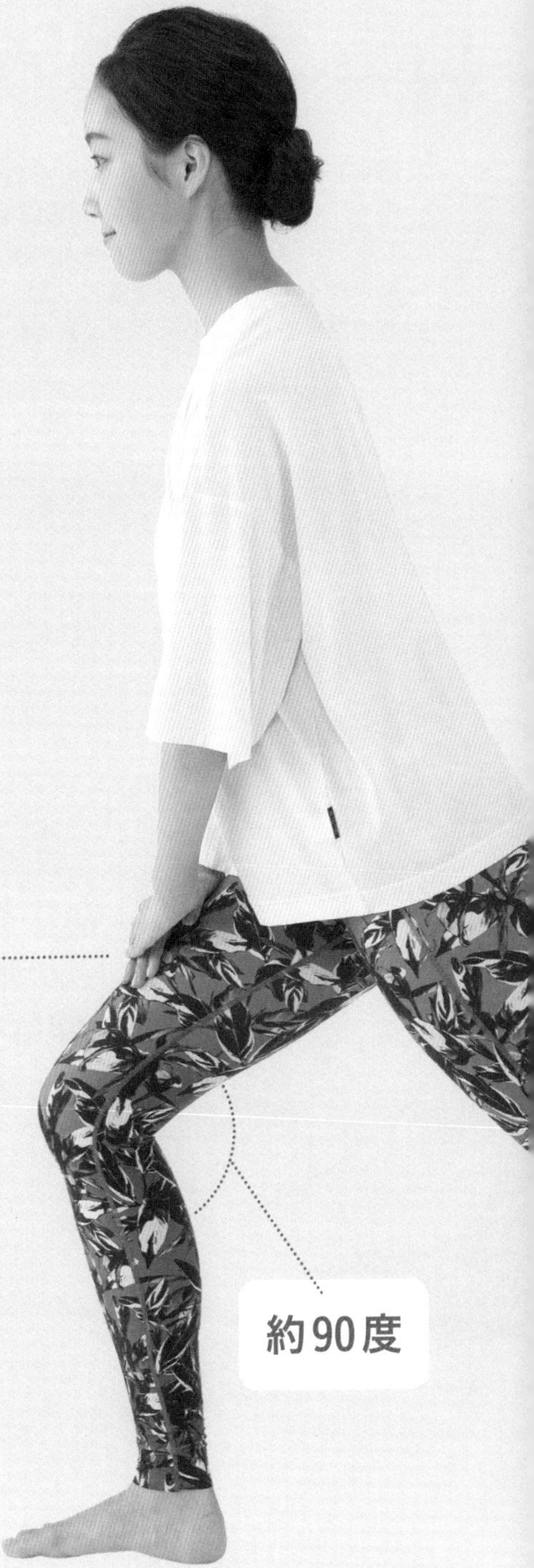

# 腸腰筋のストレッチ

腸腰筋とは、背骨と骨盤、太ももの骨をつないでいる筋肉のことで、姿勢の維持や下半身の動きに対して非常に重要な働きをします。筋肉量が多く、ストレッチするほどＮＯがたくさん放出されます。しっかり伸ばしましょう。腸腰筋が硬くなると骨盤が後傾し、上半身と下半身のバランスが崩れて全身のゆがみを招きます。すると血流が悪くなるので、腸腰筋をほぐし、姿勢を整えることが大切です。

左右の足
それぞれ30秒

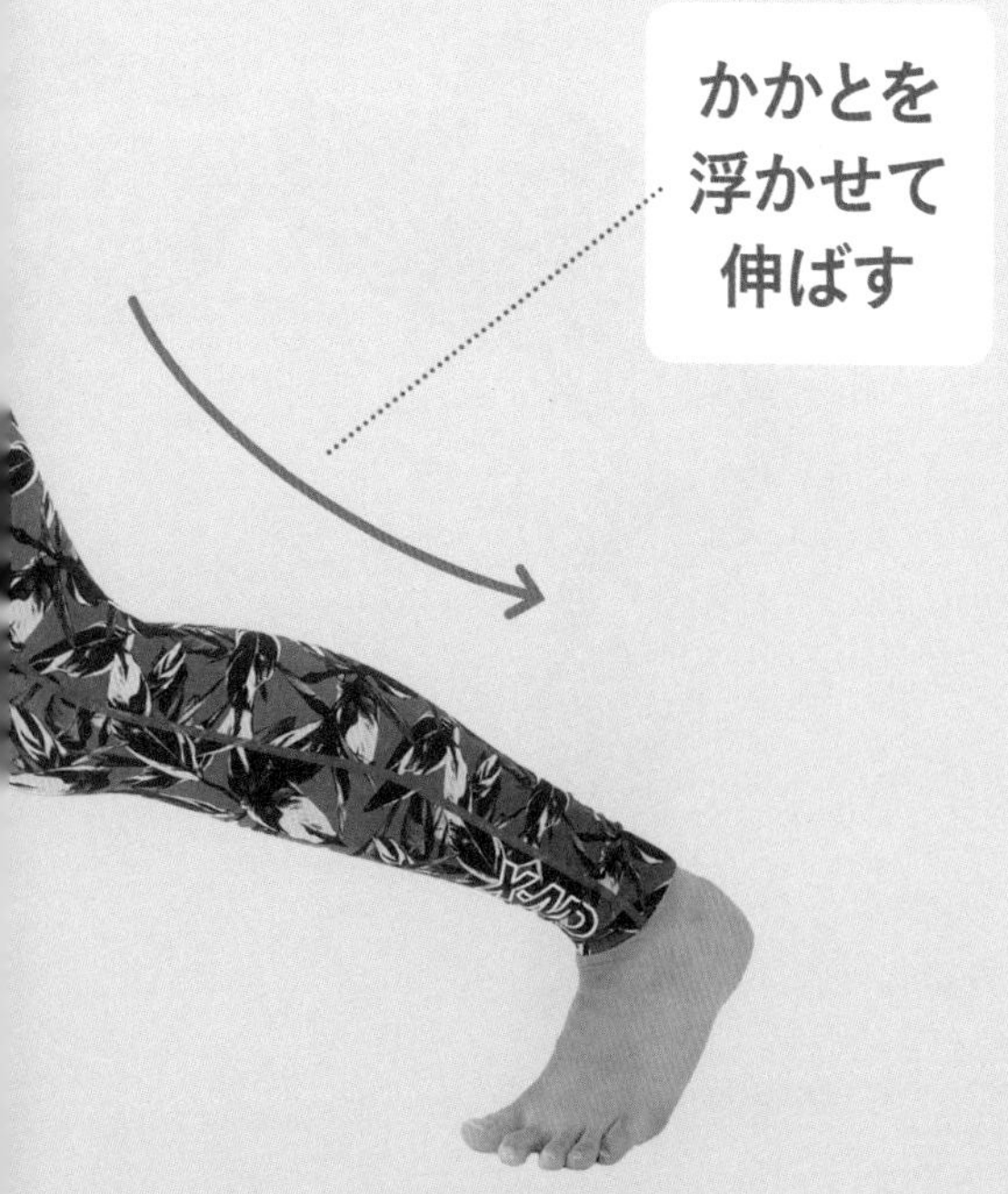


ふくらはぎのストレッチと同じ姿勢をとる。ただし、上半身は前傾させず、背筋をまっすぐに伸ばす。右足のかかとは床につける。後ろに伸ばした左足のひざは少し曲げ、かかとを床から浮かせる。

この状態で、前に出した右足のひざを約90度まで曲げると、左足の付け根が伸ばされ、腸腰筋が伸びる。おしりの筋肉がグーッと伸びていることを感じながら、30秒間キープ。終わったら左右の足を入れ替える。

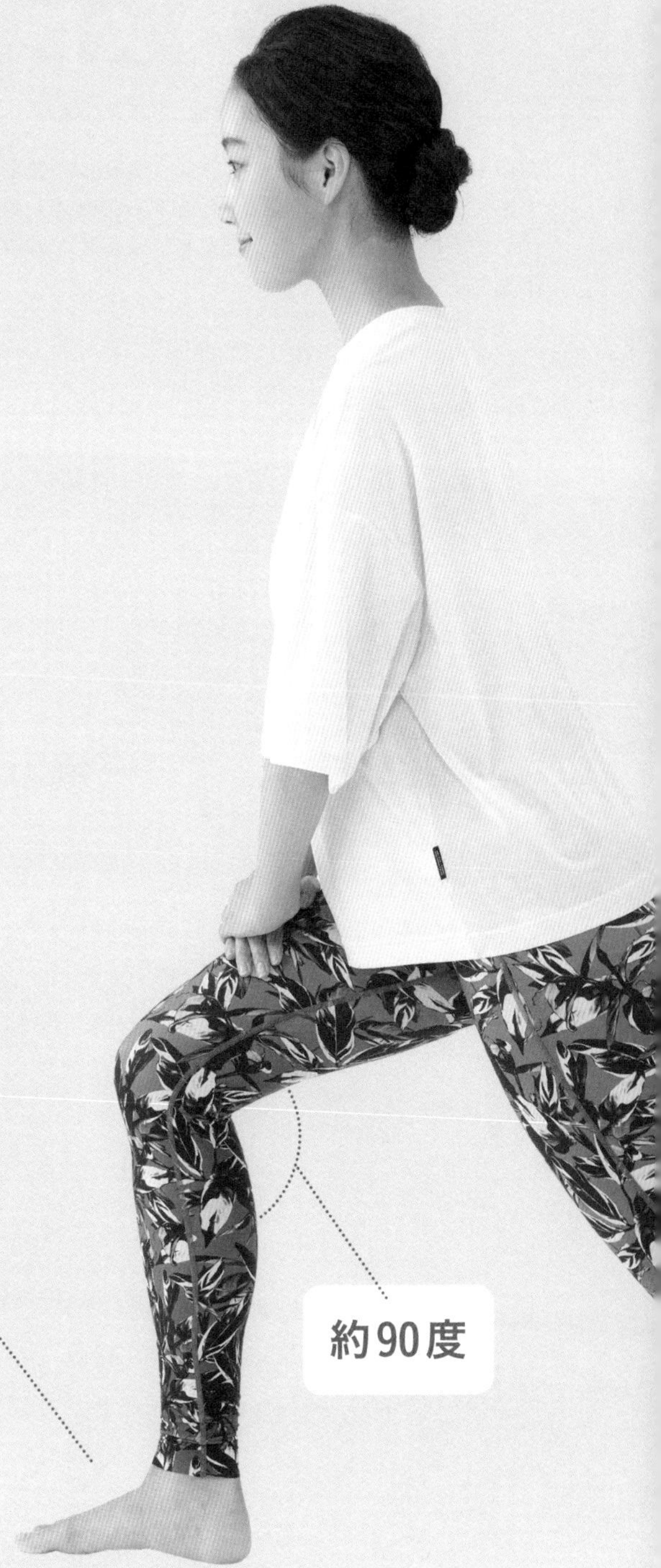

# 腹筋のストレッチ

腹筋も大きな筋肉なので、ストレッチをして血管をよく伸ばすことでＮＯがたくさん分泌され、血管を強くします。このストレッチは上半身を反らせるようにして行いますが、腰を反らすというより、お腹の前の筋肉をグーッと上に伸ばしていきます。

5～10秒

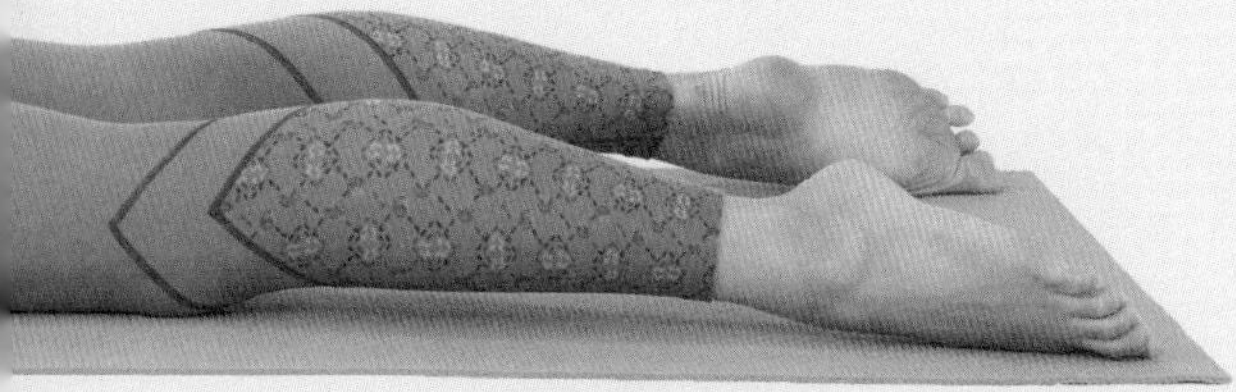

床にうつ伏せに寝転ぶ。そこから両手のひらを床について肘を伸ばし、上半身を反らせていくイメージをもちながら、腹筋を伸ばして5～10秒間キープ。

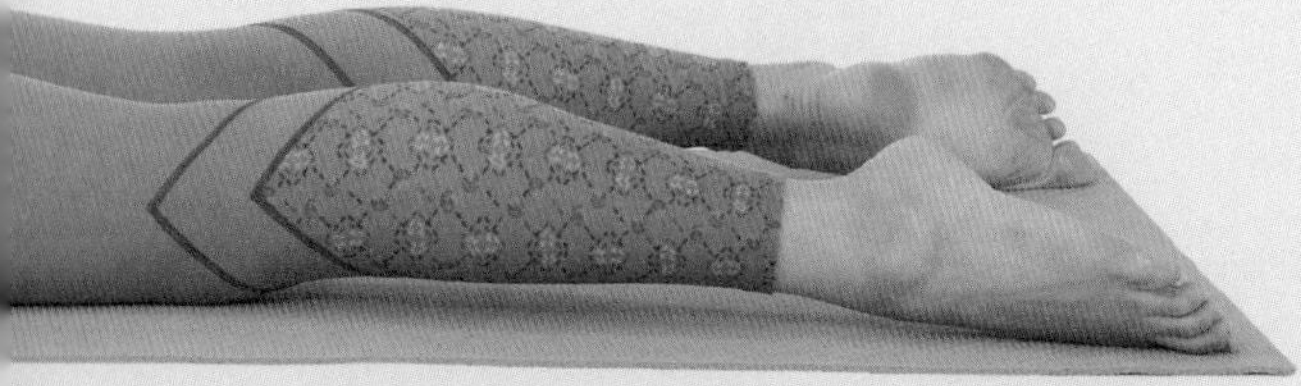

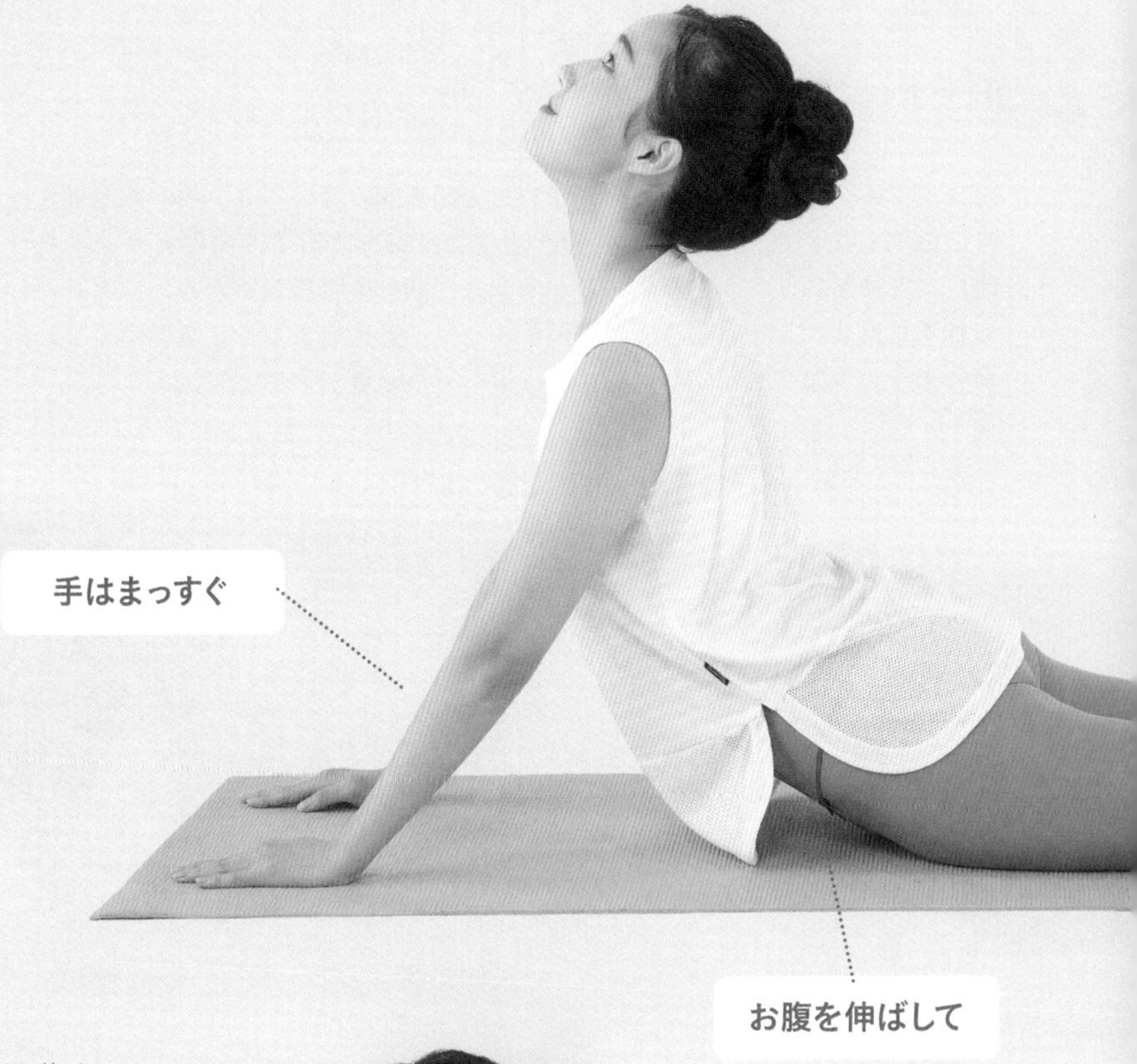
手はまっすぐ
お腹を伸ばして

腰に不安を抱えている人は、両手のひらを床につけるのではなく、右の写真のように腕組みをして、肘を床につけて行う。腰に痛みを感じる場合は中止しましょう。くれぐれもやりすぎないように。

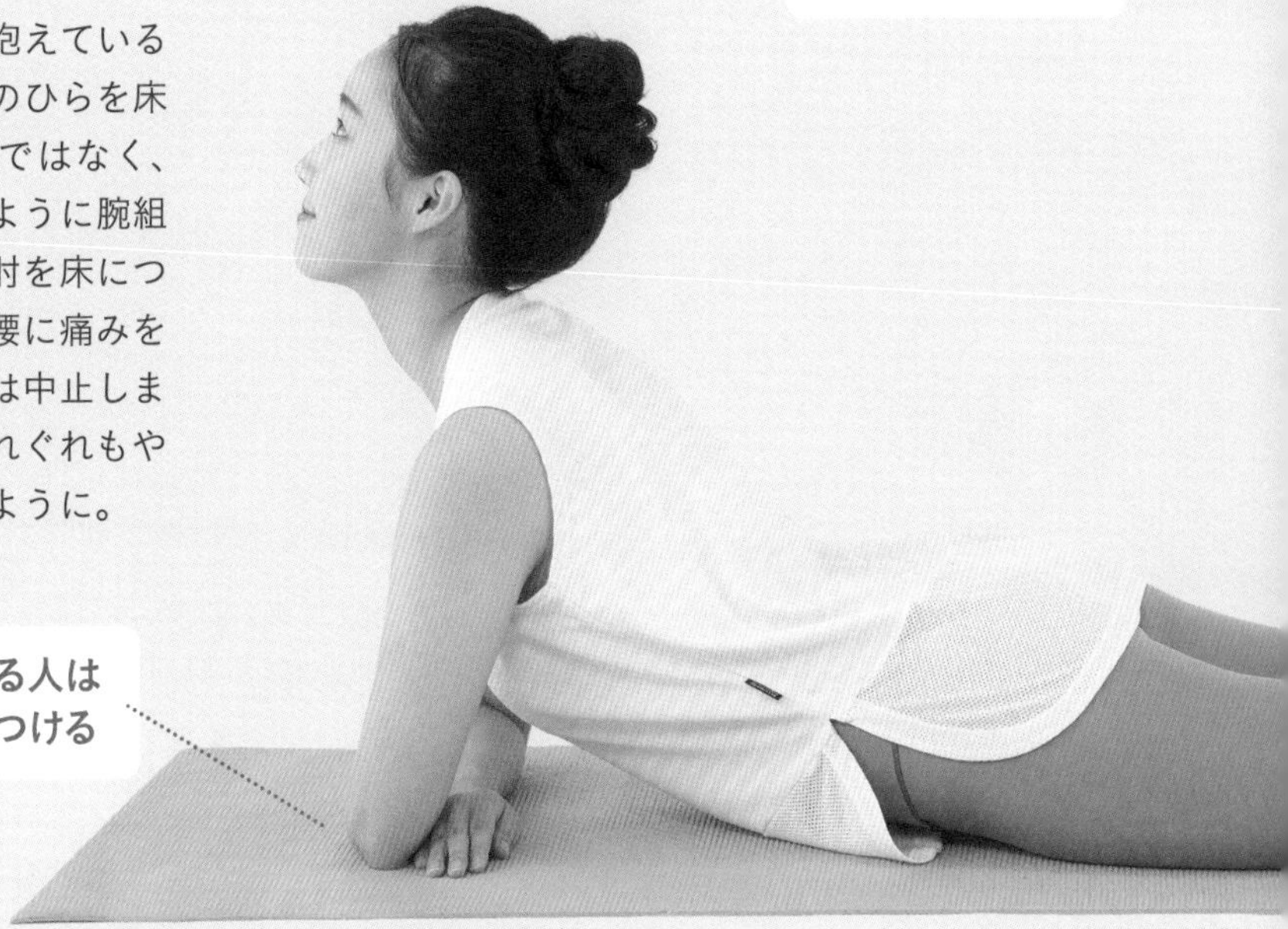
腰痛がある人は
肘を床につける

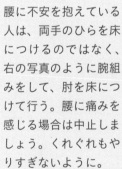

# 肩甲骨のストレッチ

デスクワークなどで長時間、前かがみの姿勢を続けていると、肩や肩甲骨まわりの筋肉がこわばって猫背や、巻き肩（肩が前方に出て内側に入り込んだ状態）になりがちです。すると体のバランスが崩れて骨格がゆがみ、血流が妨げられてしまうのです。固まった肩甲骨まわりの筋肉をストレッチでほぐし、血流をよくして血管を強化しましょう。肩こりも改善します。

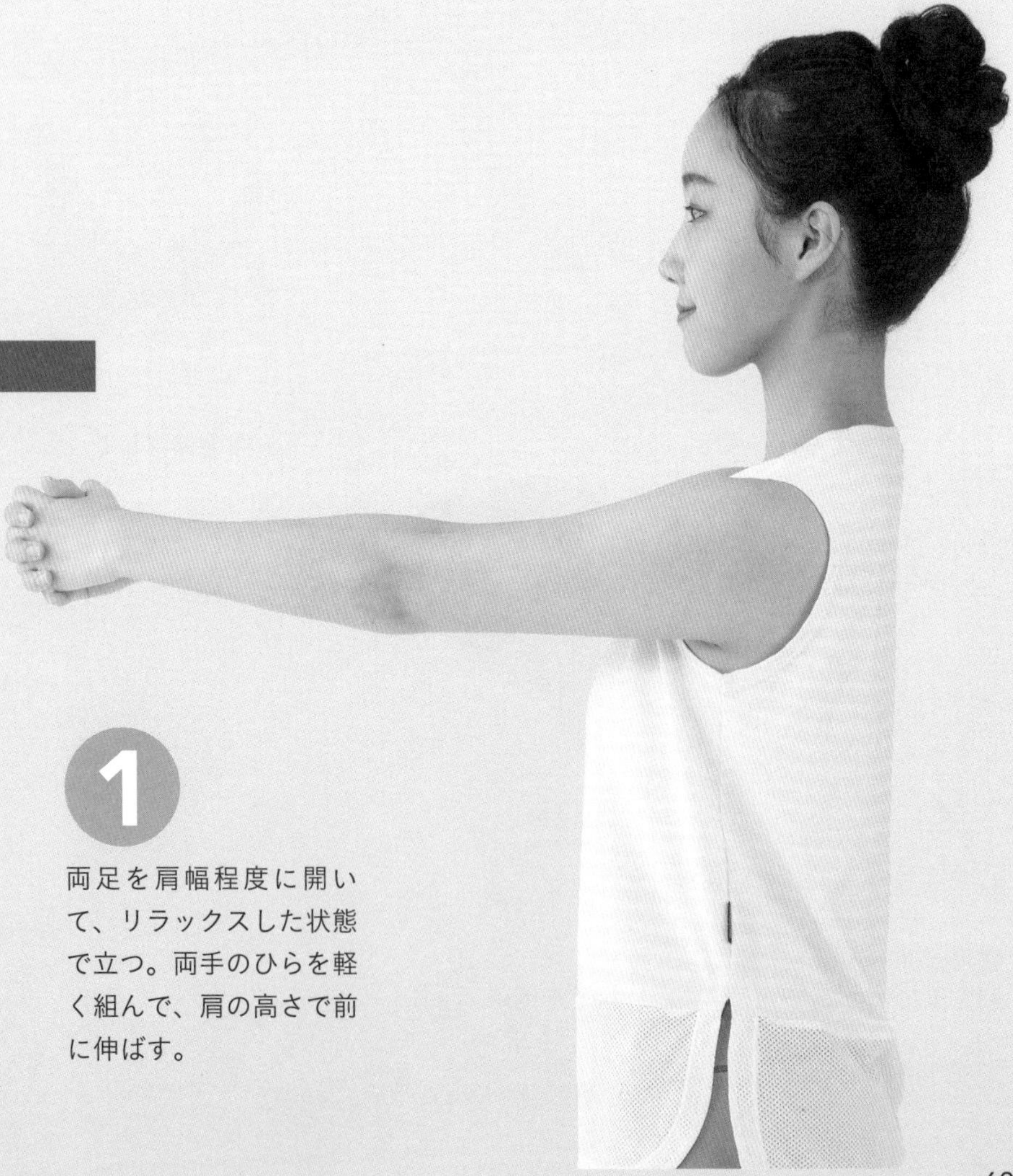

**1**

両足を肩幅程度に開いて、リラックスした状態で立つ。両手のひらを軽く組んで、肩の高さで前に伸ばす。

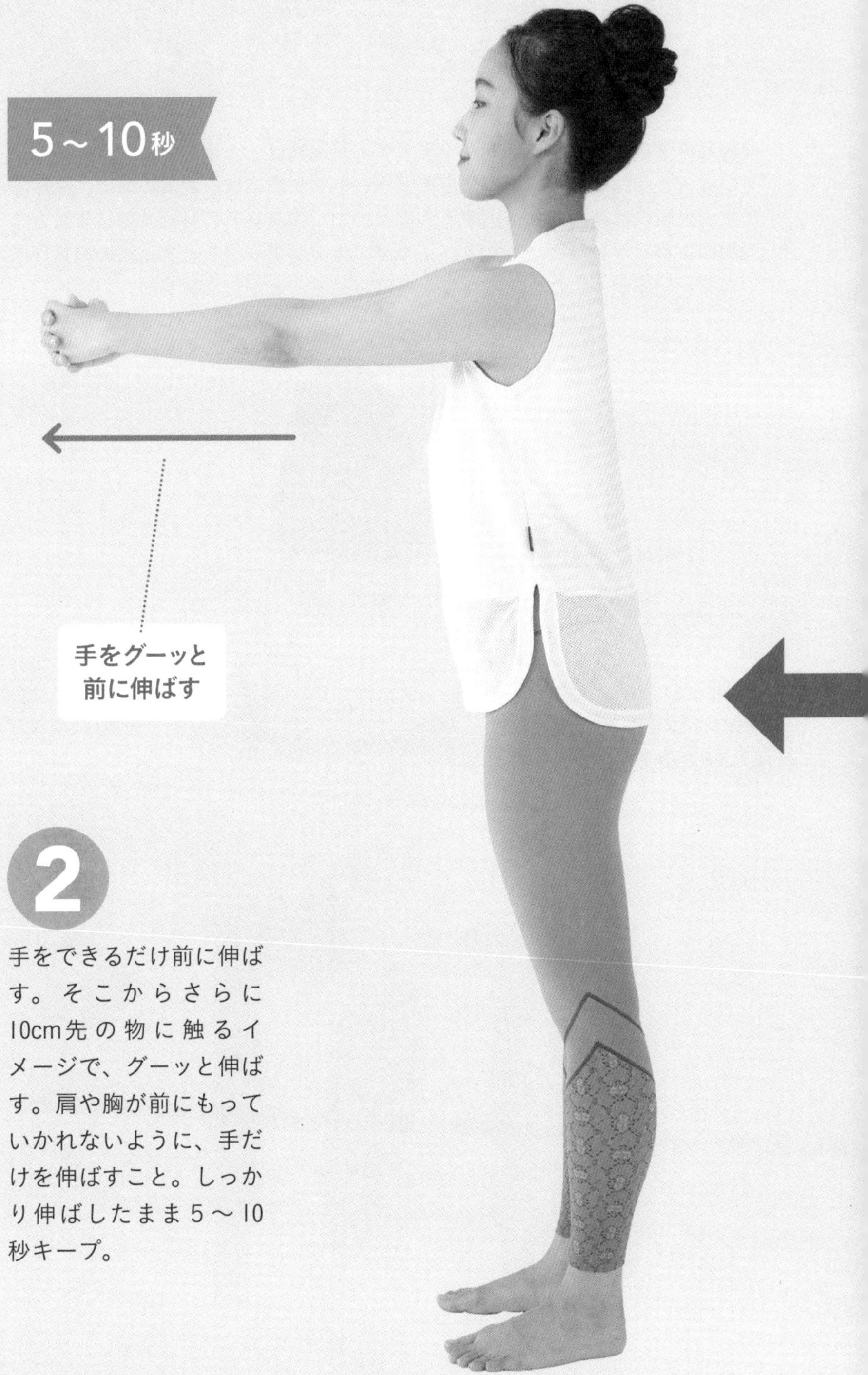


## 2

手をできるだけ前に伸ばす。そこからさらに10cm先の物に触るイメージで、グーッと伸ばす。肩や胸が前にもっていかれないように、手だけを伸ばすこと。しっかり伸ばしたまま5～10秒キープ。

# 股関節のストレッチ

股関節の動きをよくするストレッチです。股関節は、上半身と下半身をつないでいる大きな関節。股関節の動きをサポートする筋肉は、お尻の筋肉、大殿筋です。大殿筋は腸腰筋と拮抗する筋肉なので、腸腰筋と合わせて伸ばすことで股関節まわりがやわらかくなり、下半身の血流がアップします。筋肉の量が多いので、効率よく、たくさんＮＯを分泌させることができます。

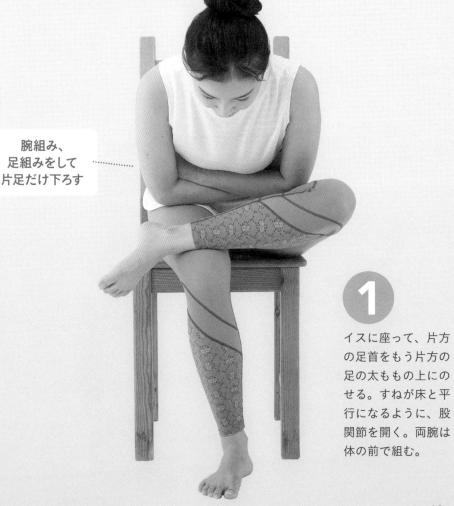

腕組み、
足組みをして
片足だけ下ろす

1

イスに座って、片方の足首をもう片方の足の太ももの上にのせる。すねが床と平行になるように、股関節を開く。両腕は体の前で組む。

## 2

背筋を伸ばし、上半身をグーッと前に倒す。大殿筋（お尻の筋肉）がグーッと伸びていると感じることが大切。その状態で5～10秒間キープ。足を替えて、同様に行う。

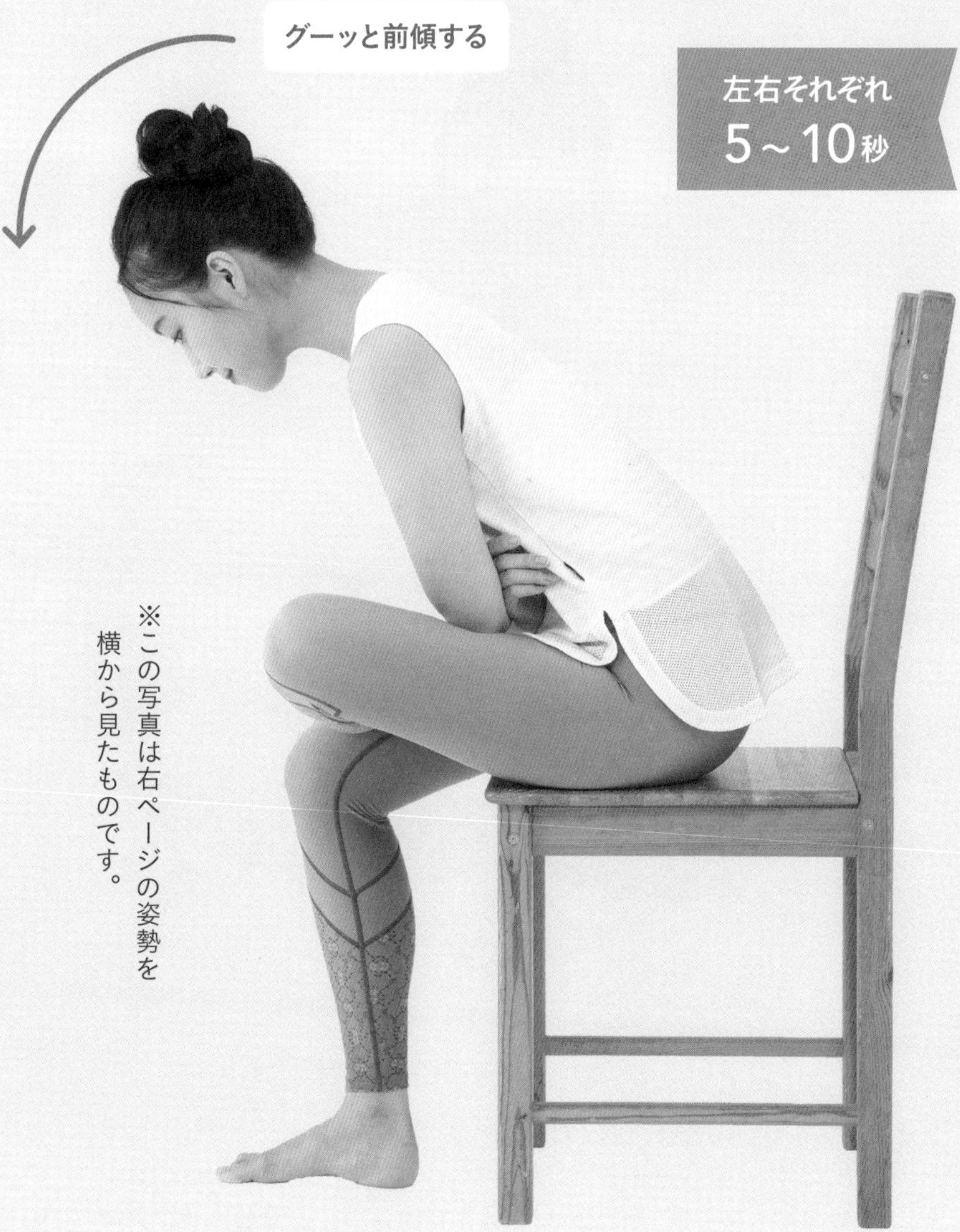


※この写真は右ページの姿勢を横から見たものです。

## （イスを使わない股関節のストレッチ）

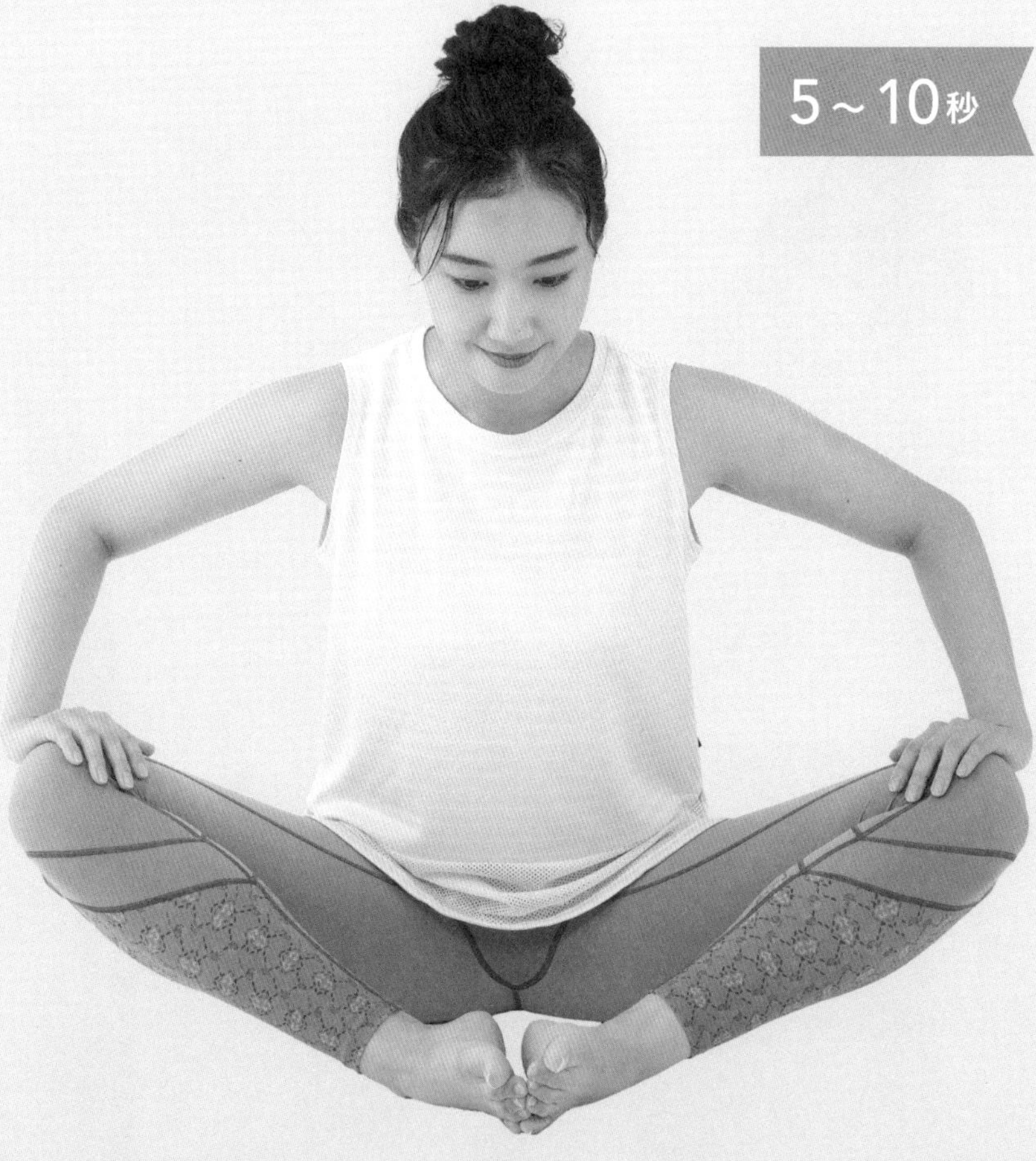


近くにイスがない場合は、床に腰を下ろし、両ひざを曲げて両足の裏を合わせます。ひざに手を当てて、床にグーッと押しつけるようにして、5～10秒間キープ。夜、ベッドに入る前に行うと、副交感神経が高まるため寝つきがよくなります。

# 第4章

# 「筋ポンプトレーニング」でもっと元気に！

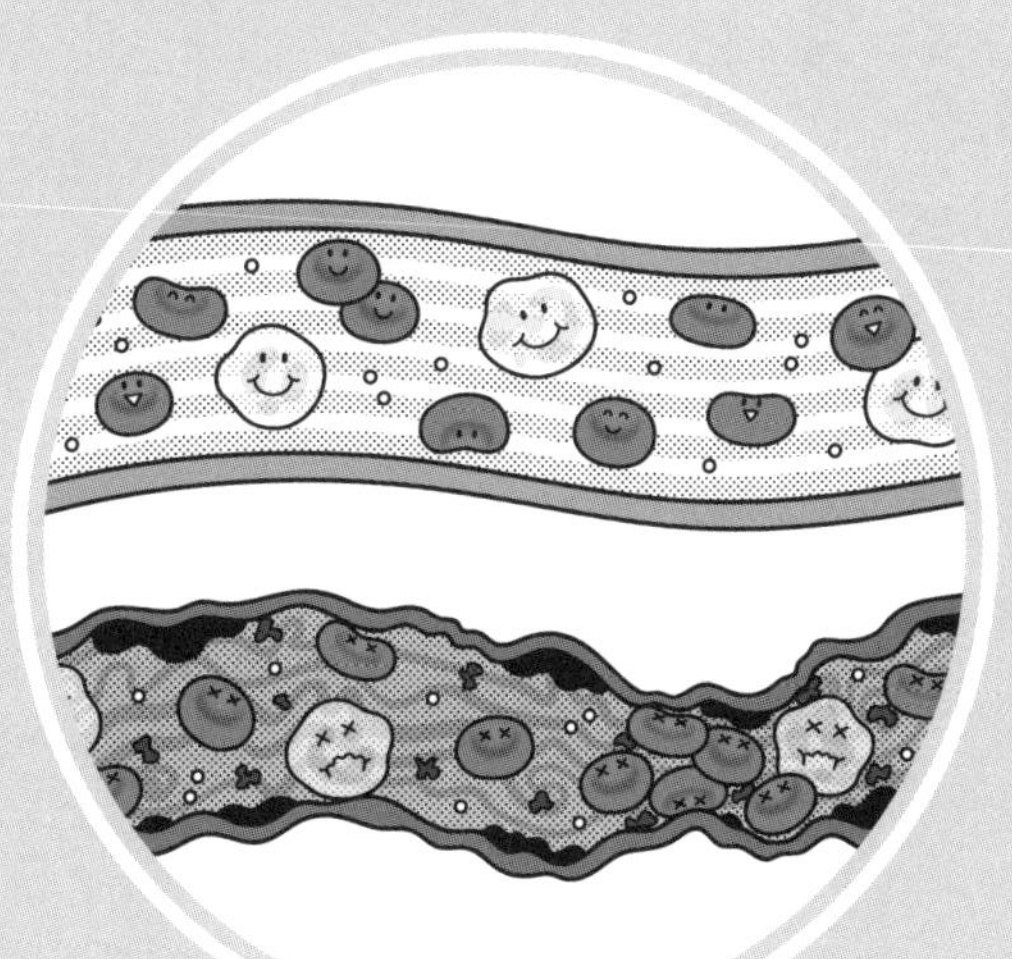

## ◆トレーニングが血管・血液に効くメカニズム

ストレッチより、さらに血管の柔軟性を高めてくれるのが筋肉トレーニングです。トレーニングが血管・血液に効く理由は2つあります。1つは、ストレッチと同じようにNOの分泌を促すから。もう1つは、ミトコンドリアという、細胞の中に存在する細胞内小器官を増やしてくれるからです。

ミトコンドリアは、60兆あると言われる人間の細胞のほとんどに入っていて、ATP（アデノシン三リン酸）と呼ばれるエネルギー分子を作ります。つまり、ミトコンドリアはエネルギーの生産工場なのです。

ミトコンドリアの量が不足したり、質が低下したりすると、エネルギーを十分に作ることができません。そうすると体が「もっとエネルギーが欲しい！」と要求するので、それに応えるべく、ミトコンドリアが増えていきます。

運動をするときは、ふだんより多くのエネルギーを必要とします。そこで、ミトコンドリアはがんばって、質のいい仲間をどんどん増やしていく。「健康のために運動をしましょう」と言われるのは、こうした理由もあるからです。

## ◆コエンザイムQ10とは？

ミトコンドリアがATPを作る過程で、コエンザイムQ10《キューテン》という補酵素が必要なのですが、体の中でこのコエンザイムQ10をもっとも多く必要とするのが心臓の筋肉です。したがって、血管を鍛えて心臓を守るためには、コエンザイムQ10がたくさん必要なのです。それには、質のいいミトコンドリアを増やさないといけません。

運動すると体が引き締まり、見た目を若々しく保つことができますが、血管を若々しく、血液をサラサラにするためにも重要な意味をもっているのです。

ただし、運動をしすぎると、かえって血管にダメージを与えかねません。

血管を健やかにするためにおすすめなのは、ウォーキングなど激しすぎない有酸素運動と、筋トレです。今回は、特に血管強化に役立ち、しかも体力に自信のない人にも無理なく行える筋トレをご紹介します。いずれも、ちょっとした隙間時間に行えるものばかりです。

運動の習慣のない人は、できるものから始めてください。まずは1つトライしてみて、それを習慣化できたらさらにもう1つ加える。それが、長続きのコツです。

# ふくらはぎの基本トレーニング

「第二の心臓」と言われる、ふくらはぎ。下半身の血流をよくできるかどうかの鍵を握っているのがここです。ふくらはぎの筋肉を鍛えることで、血中のＮＯ量はぐんとアップ。そのＮＯが体じゅうを流れて、全身の血管を広げてくれます。まずは、「カーフレイズ」と呼ばれるトレーニングから始めましょう。とりあえず何か１つやってみようという人に、ぜひ行っていただきたいトレーニングです。

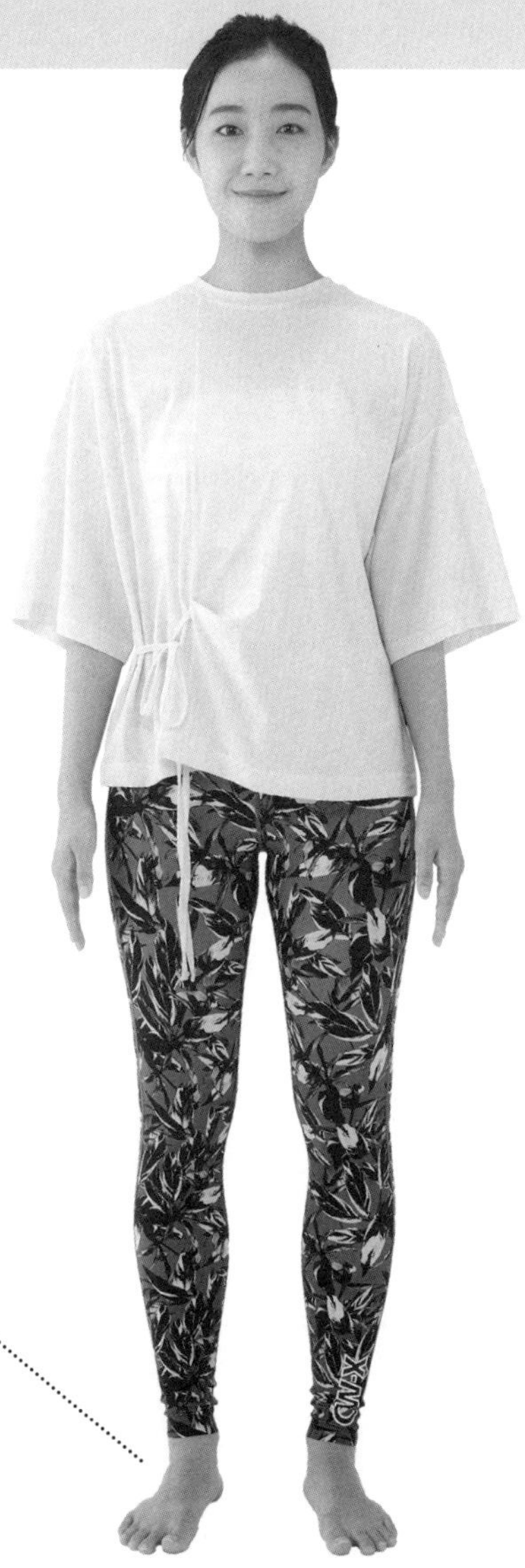

**1**

両足を肩幅くらいに広げて立つ。手は体側に沿わせて、自然に下ろす。わずかにかかとを浮かせる。

わずかにかかとを浮かせる

## 2

かかとをできるだけ上げ、ふくらはぎが伸びるのを感じたら、静かにかかとを床につく直前まで下ろす。このかかとの上げ下げを約1秒かけ、連続して30回行う。かかとは床につけないことがポイント。ふらつく場合は、壁などに手を軽く添える。

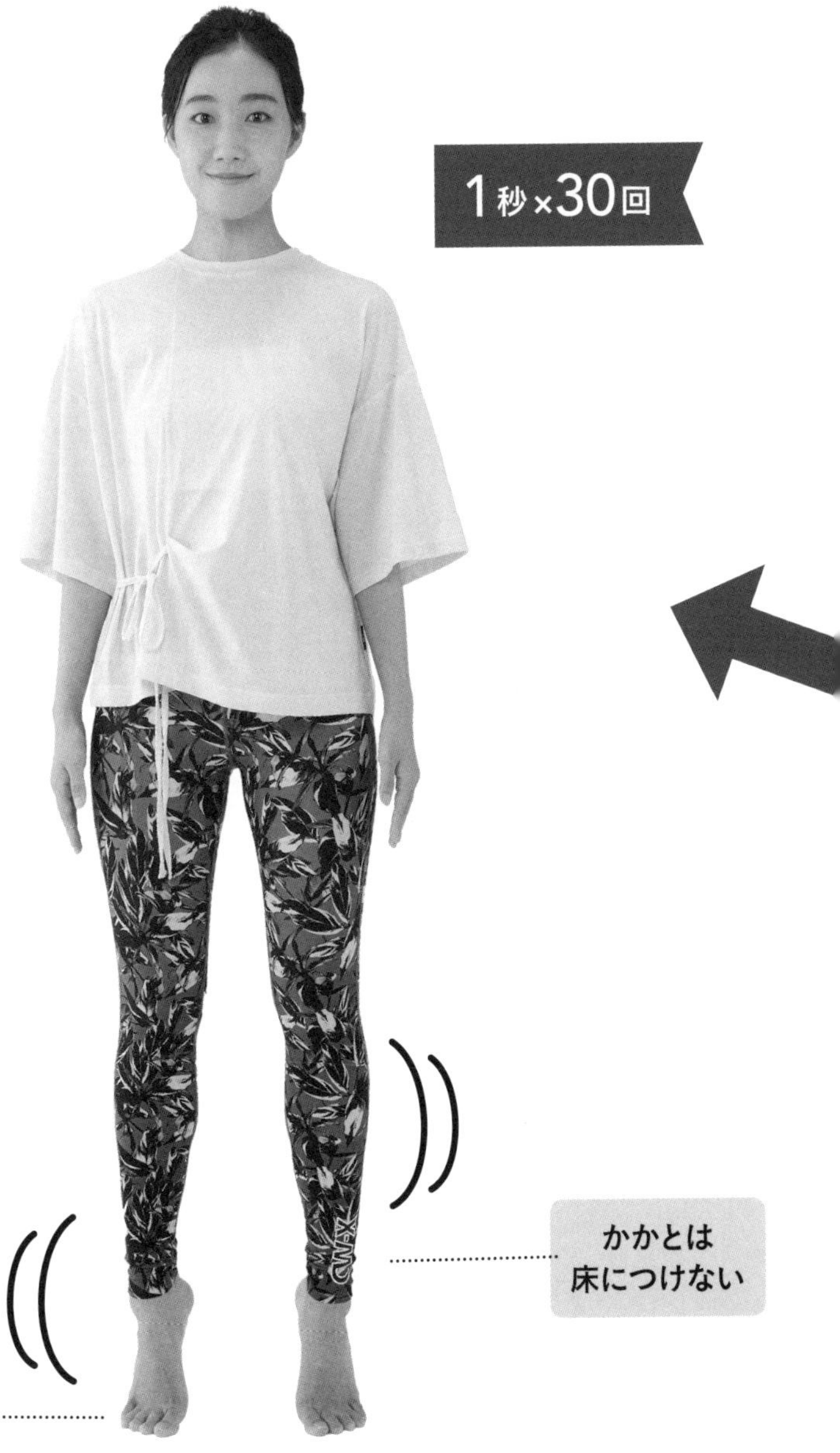
1秒×30回
かかとは
床につけない
つま先立ち

# ふくらはぎの応用トレーニング

**基本トレーニングを行っても、まだ余裕のある人向け。前項（68ページ参照）では平らな場所で行っていたものを、階段などの段差を利用して行います。ふだんあまり運動をしていない人には少々きついかもしれませんが、ふくらはぎの可動域が広がるので、血管強化トレーニングとしては非常に効果的です。ダンベルなど重さのあるものを持ちながら行うと、トレーニング効率がさらに上がります。**

**1**

階段や踏み台など段差があるところを利用して、足を母指球部分（土踏まずの上半分くらいのところ）までのせて立つ。体のバランスをとり、落下事故を防止するため、壁や階段の手すりなどに手を軽く添えること。

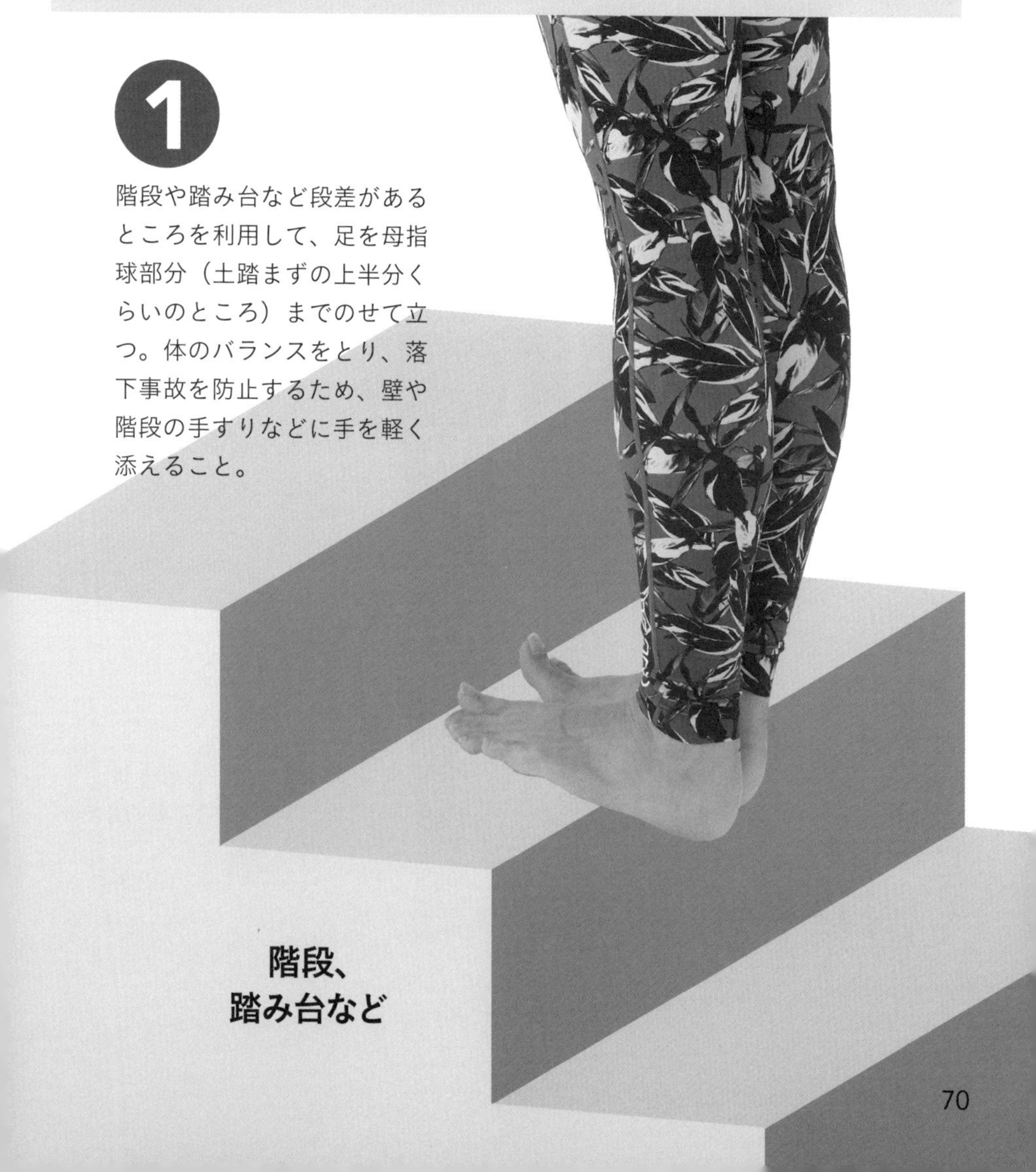

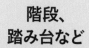

## 2

かかとを上げて、つま先立ちになる。ふくらはぎが伸びるのを感じたら、静かにかかとを下ろす。このかかとの上げ下げを約1秒かけて、連続して30回行う。

1秒×30回

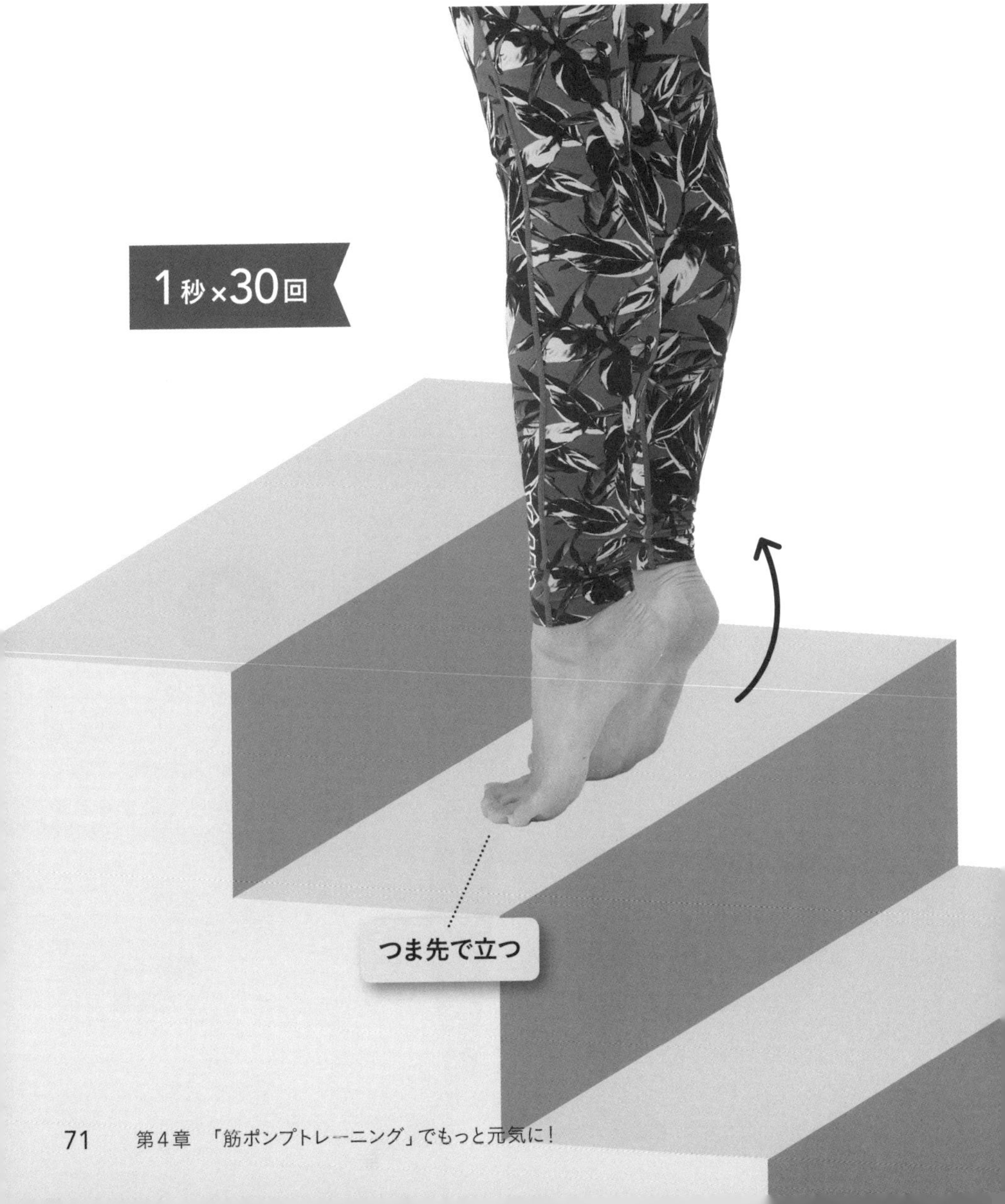

# 立った姿勢のドローイング

ドローイングと呼ばれる、腹筋を鍛えるトレーニングです。深層の腹筋が鍛えられるので、内臓脂肪を落とす効果が大。傷ついた血管を修復し、血管の酸化や炎症を抑えてくれるアディポネクチンの分泌を増やすことができます。また、深層の腹筋を強化することでお腹のまわりに「天然のコルセット」をつけられるため、腰痛の予防＆軽減に役立ち、シェイプアップ効果も期待できます。

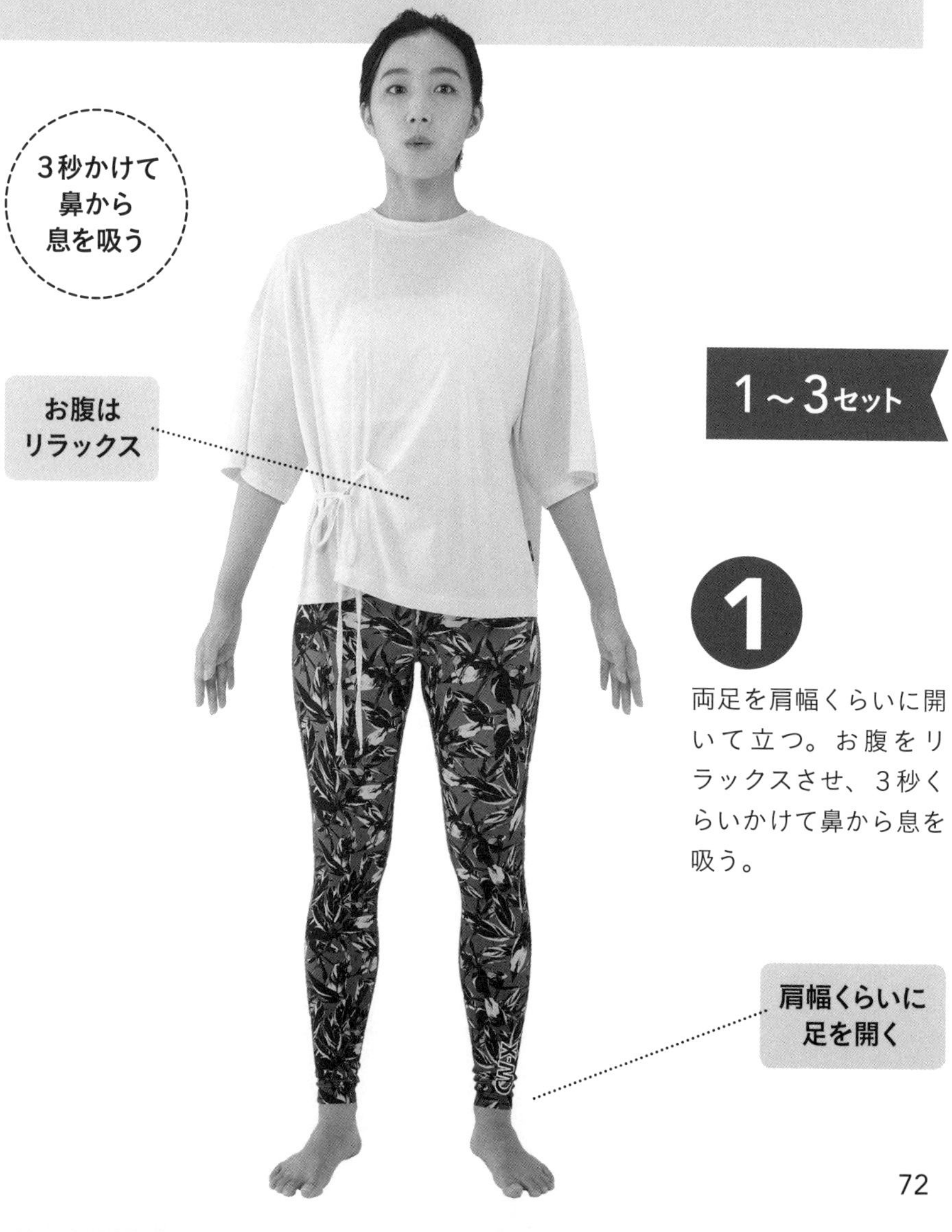

3秒かけて鼻から息を吸う
お腹はリラックス
肩幅くらいに足を開く

1～3セット

**1**

両足を肩幅くらいに開いて立つ。お腹をリラックスさせ、3秒くらいかけて鼻から息を吸う。

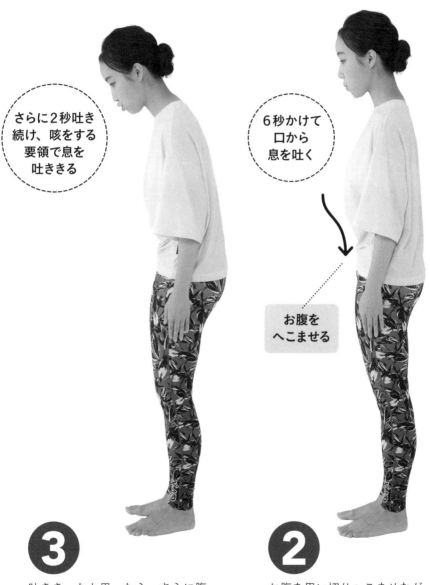

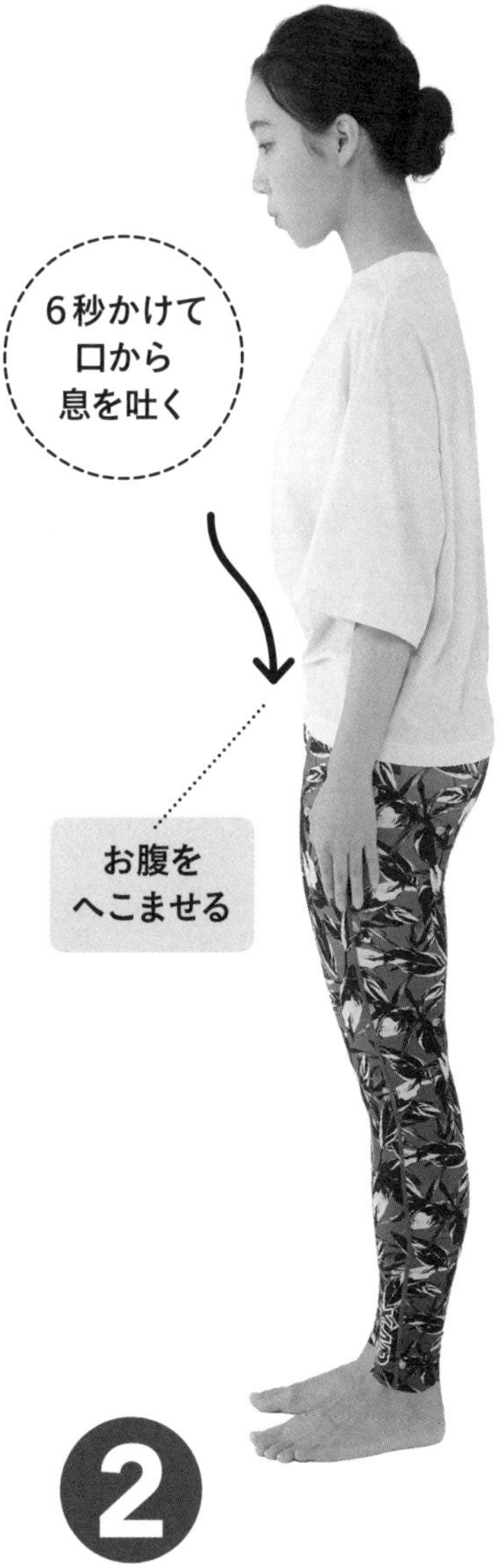


6秒かけて

へこませる

2

お腹を思い切りへこませながら、6秒くらいかけて、すぼめた口から細く息を吐く。

さらに2秒吐き
続け、咳をする
要領で息を

3

吐ききったと思ったら、さらに腹筋に力を込めながら2秒くらい吐き続け、最後にゴホンと咳をするようにして、息を吐ききる。

# 座った姿勢のドローイング

ドローイングは、イスに座った姿勢でもできます。デスクワークの合間に、また足の自由がきかない人でも行うことができ、トレーニング効果もばっちり得られます。ドローイングのポイントは、息を「吐く」ことに意識を向けること。しっかり吐くと、その反動で自然と空気が吸い込まれるので、吸うことを意識する必要はありません。これは、立った姿勢のドローイング（72ページ参照）も同様です。

## 横から見た姿勢

## 正面から見た姿勢

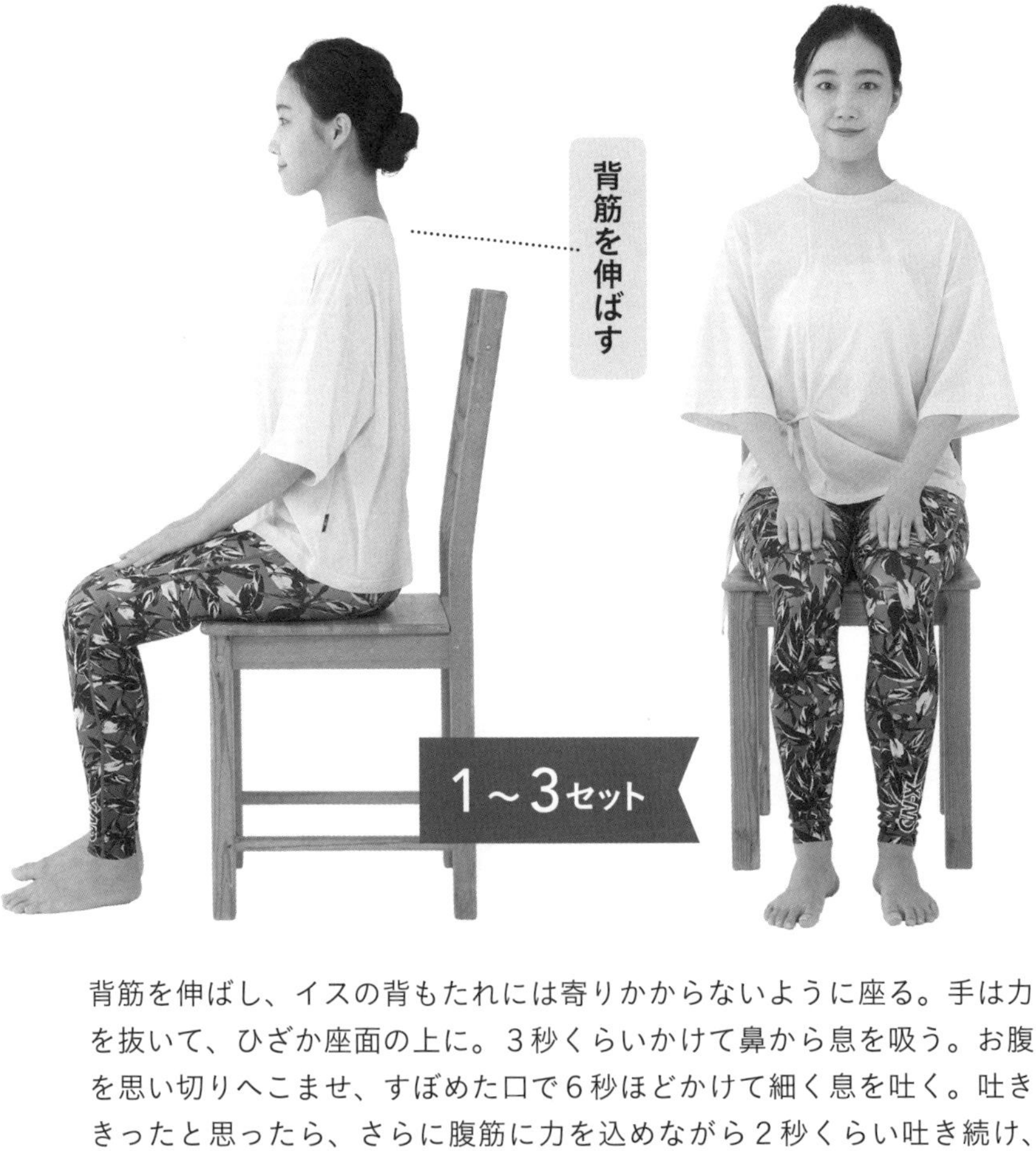


背筋を伸ばし、イスの背もたれには寄りかからないように座る。手は力を抜いて、ひざか座面の上に。３秒くらいかけて鼻から息を吸う。お腹を思い切りへこませ、すぼめた口で６秒ほどかけて細く息を吐く。吐ききったと思ったら、さらに腹筋に力を込めながら２秒くらい吐き続け、最後にゴホンと咳をするようにして、息を吐ききる。

# 速いドローイング

ヨガで「火の呼吸」と言われているものを取り入れたドローイング。犬のように舌を出して、速いリズムで呼吸しながらドローイングを行います。呼吸とともに腹筋が激しく動くことを意識してください。見た目以上にトレーニングの強度は高く、はじめのうちは腹筋が痛くなるでしょう。なお、強制的に過呼吸のような状態を作ってしまうので、数秒間で終えるようにしてください。

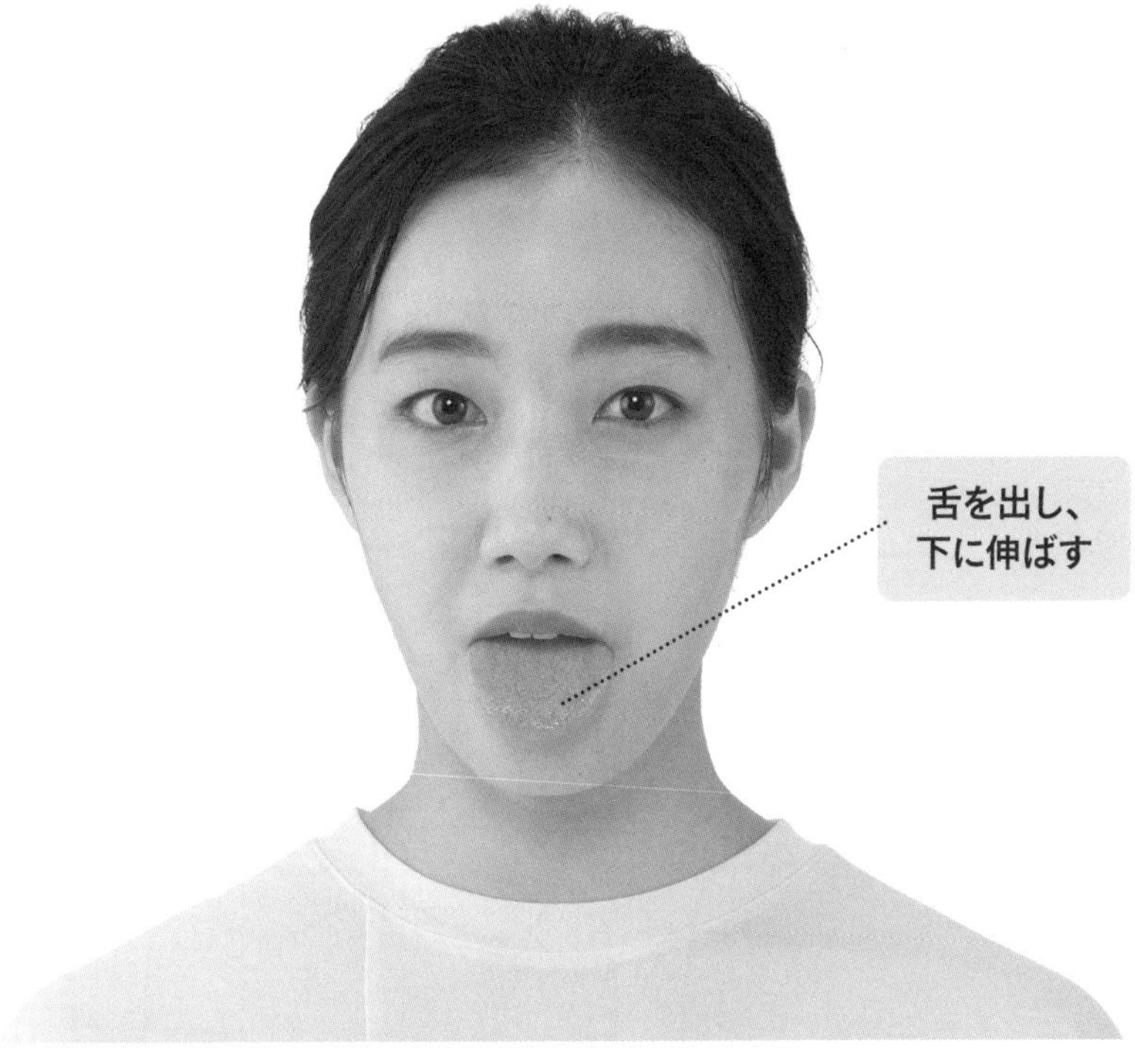


立ち姿勢で行っても、座って行ってもＯＫです。舌を下に伸ばすようにして、しっかりと突き出し、ハッハッハッハッ、と犬のように呼吸をします。呼吸とともに腹筋が激しく動いていれば、正しく行えている証拠です。

# 腸腰筋のトレーニング

**腸腰筋は足の付け根を曲げるときに使われます。この筋肉を鍛えると骨盤が安定し、体のゆがみが解消して姿勢がよくなります。すると、立っていても座っていても自然とお腹の筋肉に力が入るようになり、内臓脂肪がつきにくく、減りやすい体に変化していきます。血流もよくなり、ＮＯがたくさん分泌されます。腸腰筋を鍛えるのにもっとも効果的なのは、もも上げ運動。ゆっくり行うことがポイントです。**

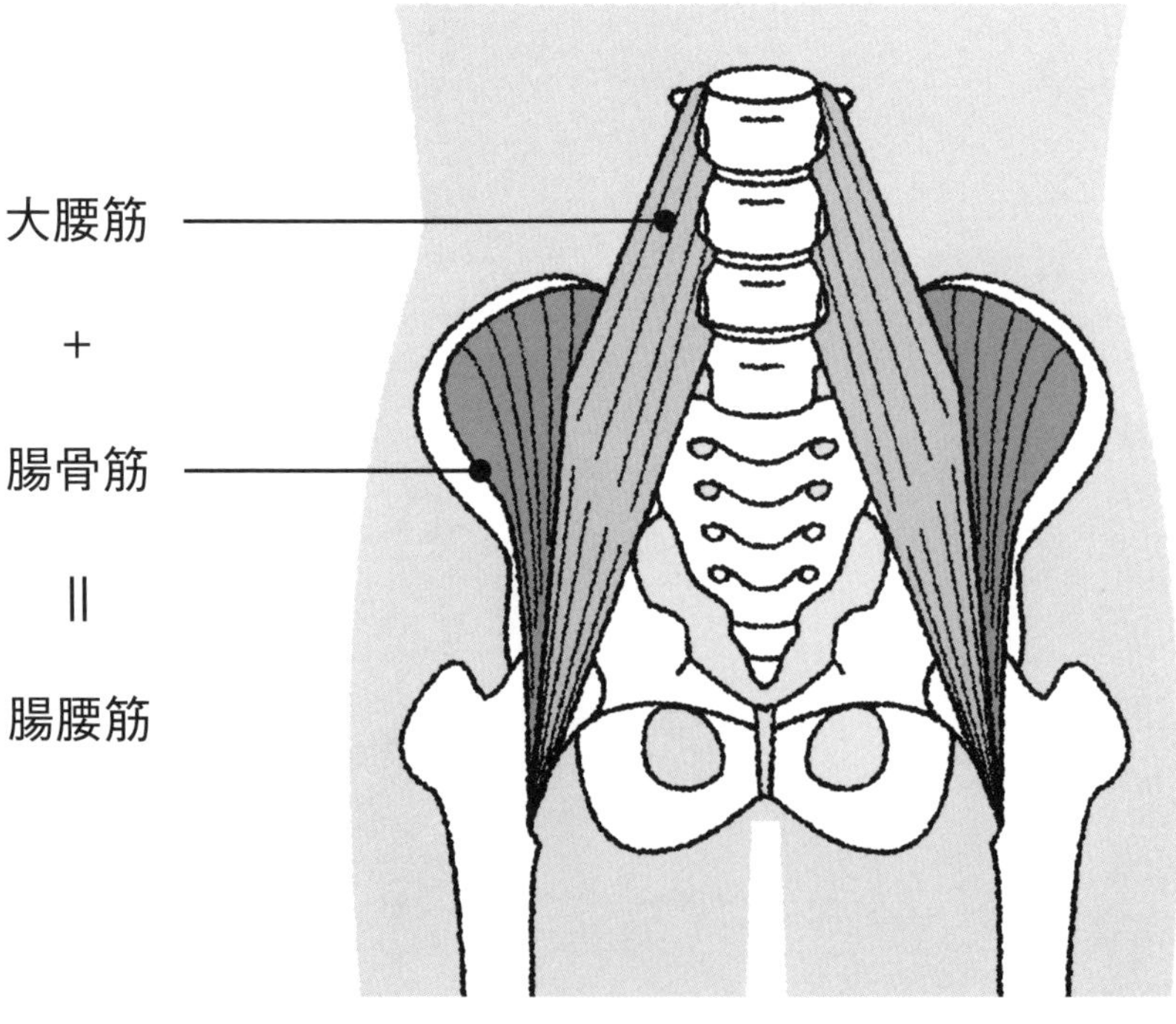


腸腰筋は、背骨と太ももの骨をつなぐ「大腰筋」と、骨盤の内側と太ももの骨をつなぐ「腸骨筋」の総称。姿勢をキープしたり、歩くときに働く。

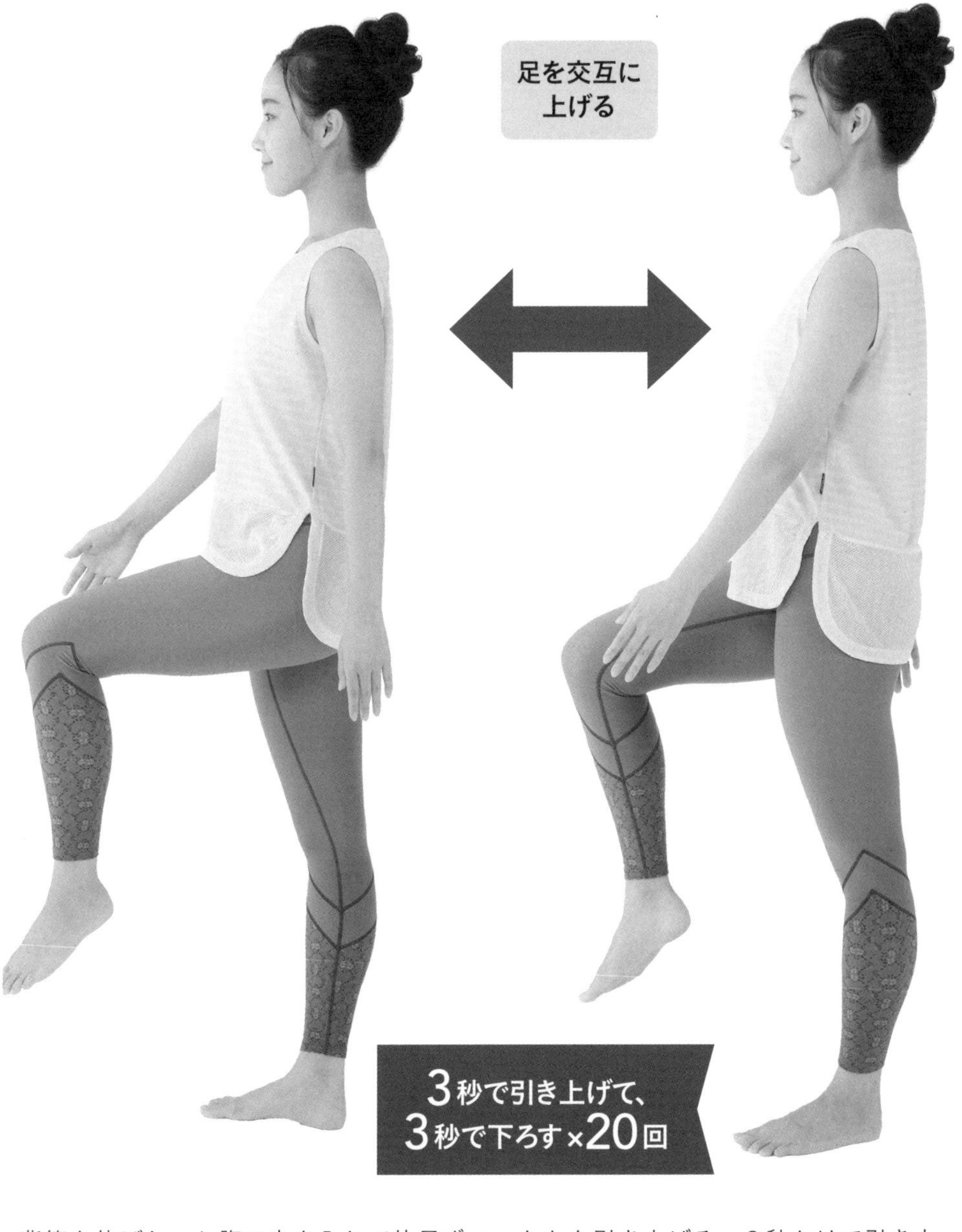
足を交互に
上げる
3秒で引き上げて、
3秒で下ろす×20回

背筋を伸ばし、お腹に力を入れて片足ずつ、ももを引き上げる。３秒かけて引き上げ、３秒かけて元に戻す。左右の足を交互に上げ、左右で計20回行う。なお、立っているときにお尻をキュッと締めるようにすると、より効果的。この姿勢を意識して立っているだけでも腸腰筋が鍛えられる。

# 肩甲骨の基本トレーニング

血管を強くするために重要なのは、姿勢を正しく保つこと。ところが、現代人はデスクワークや、スマホゲームに熱中するなどして長時間同じ姿勢を取り続けるために、背中が丸まって猫背になりがちです。猫背がクセになると、肩の筋肉や肩甲骨まわりの筋肉が固まってしまい、さらに肩甲骨が外側に開いてしまいます。このトレーニングは、離れてしまった左右の肩甲骨を中央に寄せることが目的です。

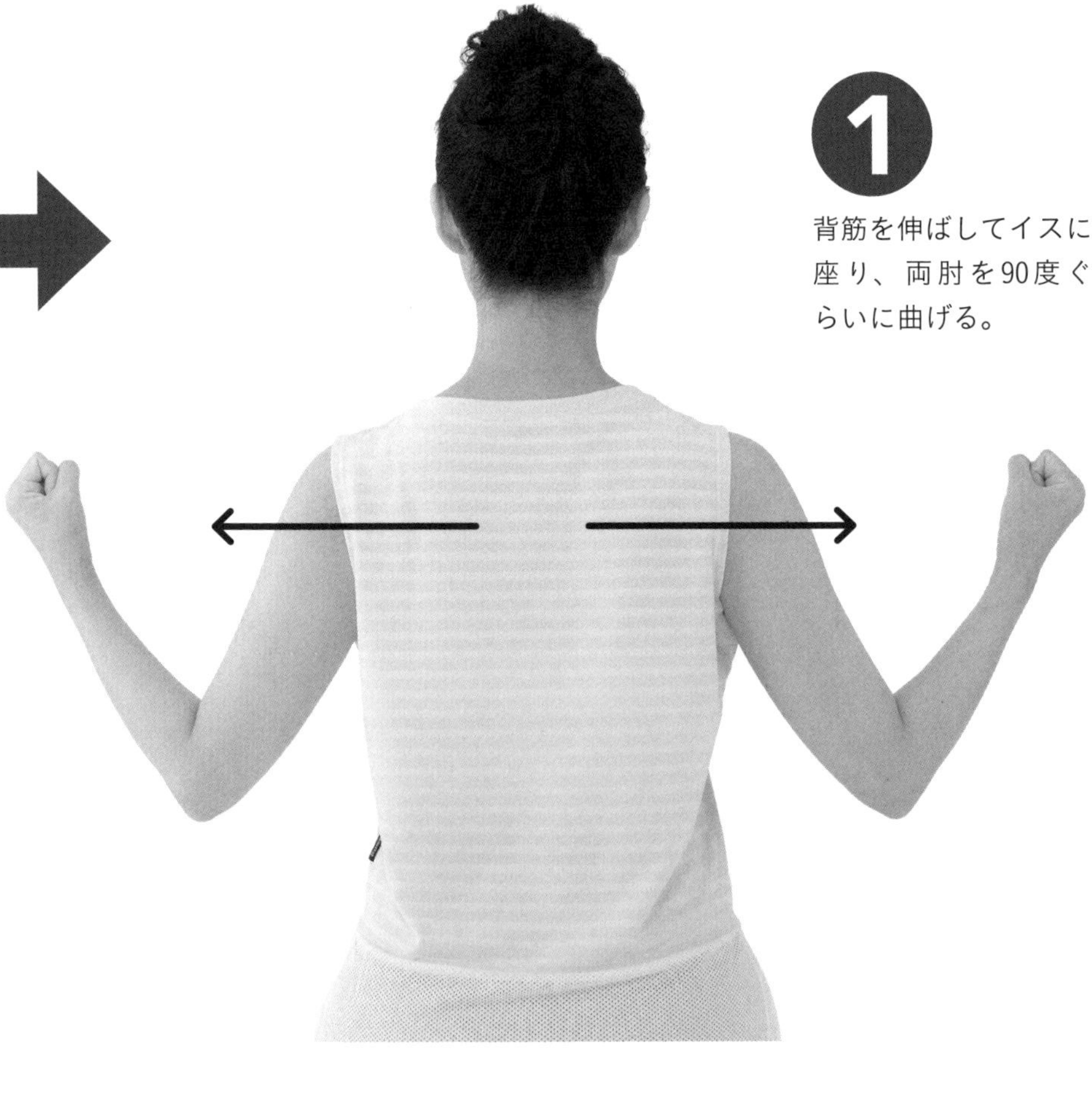

**1**

背筋を伸ばしてイスに座り、両肘を90度ぐらいに曲げる。

## 2

**10秒×10回**

左右の肘と肩甲骨を背中の中央にグーッと、10秒間引き寄せる。❶～❷を10回繰り返す。

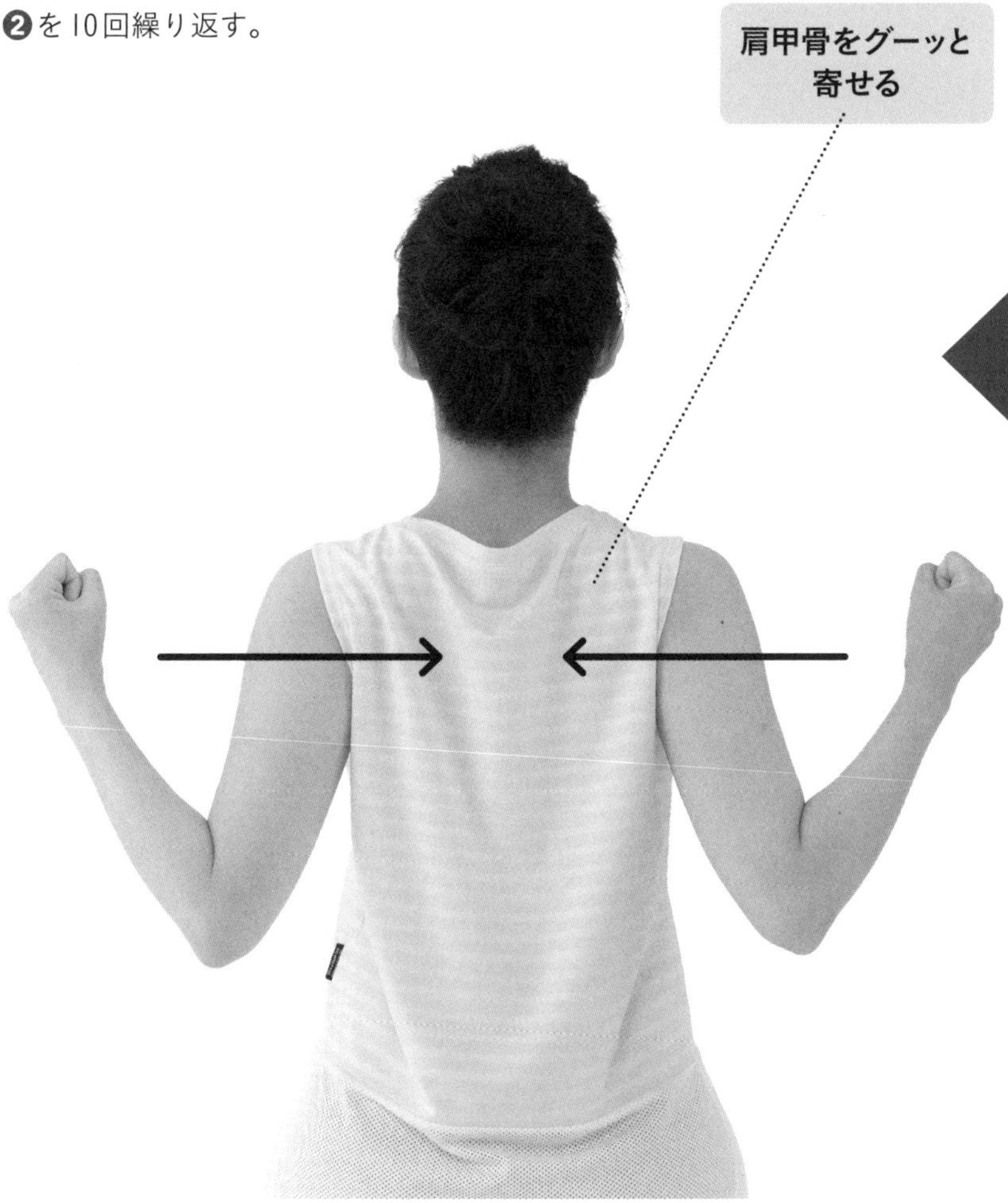

# 肩甲骨の応用トレーニング【A】

肩の筋肉や肩甲骨まわりの筋肉の可動域を広げるトレーニング。ふだん、腕を肩より上に上げるという動作はあまりしないために可動域が狭くなっている箇所を、意識的に動かします。腕を限界まで上に伸ばすのがポイントです。姿勢の維持、脂肪の燃燃、体温の上昇など、血管強化と血液の改善につながるさまざまな効果が期待できます。肩こりの予防＆解消にも。

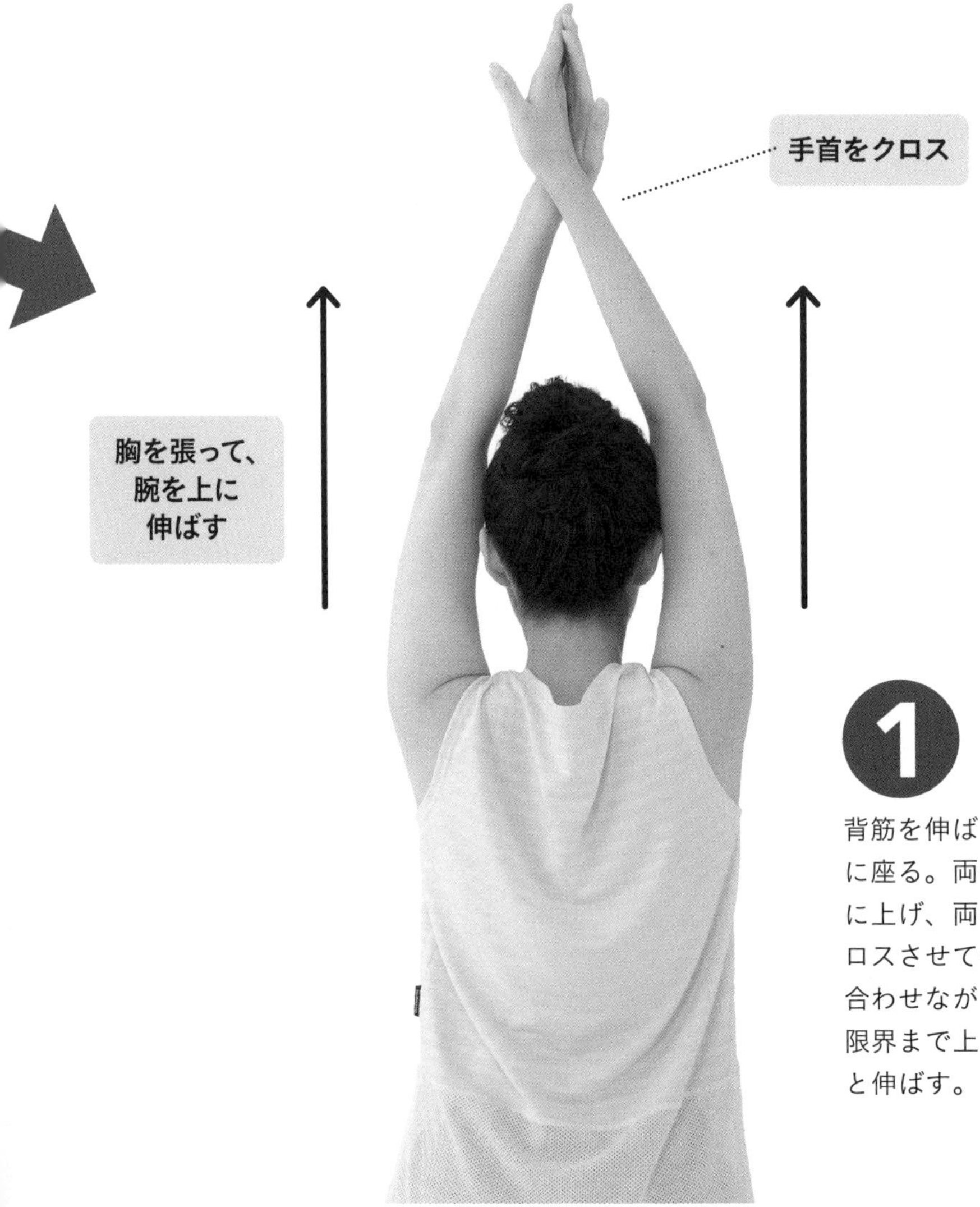


**1**

背筋を伸ばし、イスに座る。両手を真上に上げ、両手首をクロスさせて手の甲を合わせながら、腕を限界まで上にグーッと伸ばす。

10回

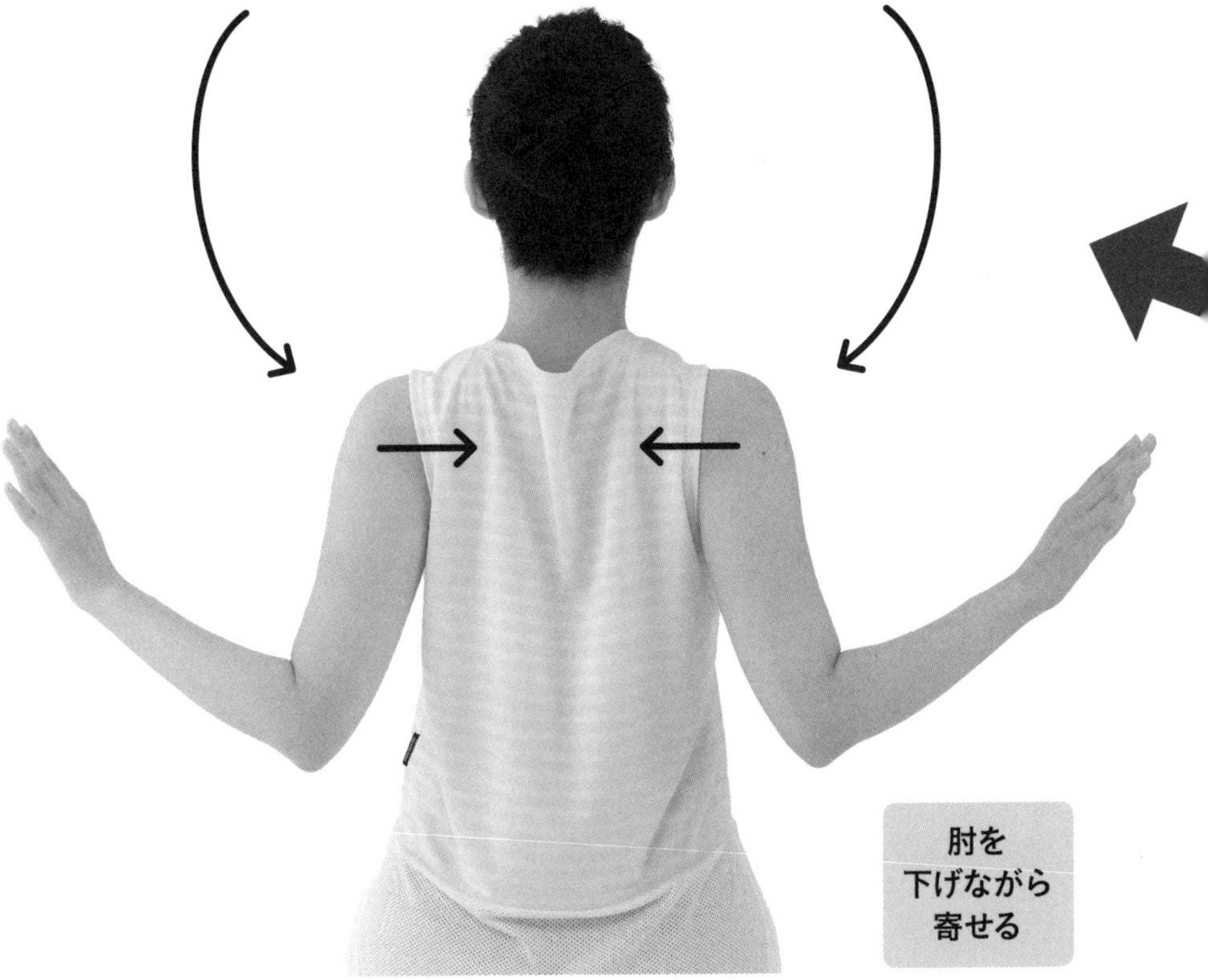


## ❷

肩甲骨を背中の中央にグーッと寄せつつ、手のひらを外に向けながら、両肘を下に下ろす。❶〜❷を10回繰り返す。

# 肩甲骨の応用トレーニング【B】

これまでにご紹介した２つの肩甲骨トレーニングとは違った動きをするトレーニング。肩まわりにはいろいろな筋肉があるので、まんべんなく動かすことが大切なのです。最初は思いどおりにいかないかもしれませんが、続けているうちにできるようになります。肩甲骨の間の筋肉には、脂肪を燃焼する「褐色細胞」や「ベージュ脂肪細胞」が多いという説もあります。

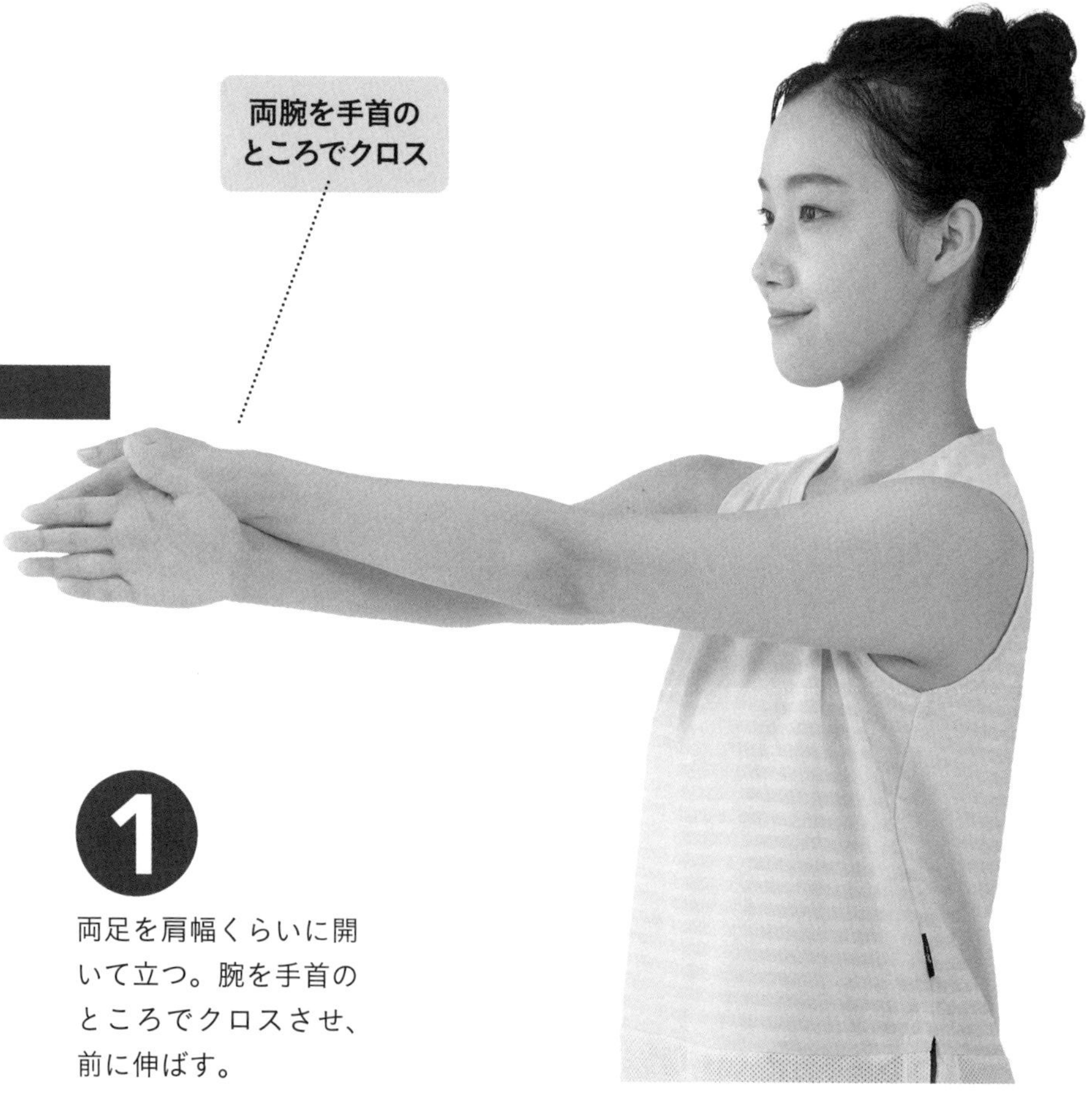


1

両足を肩幅くらいに開いて立つ。腕を手首のところでクロスさせ、前に伸ばす。

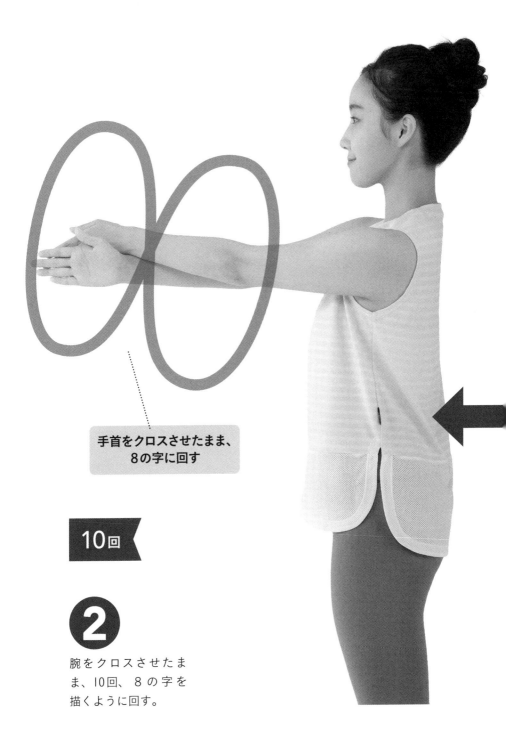

10回

2

腕をクロスさせたまま、10回、8の字を描くように回す。

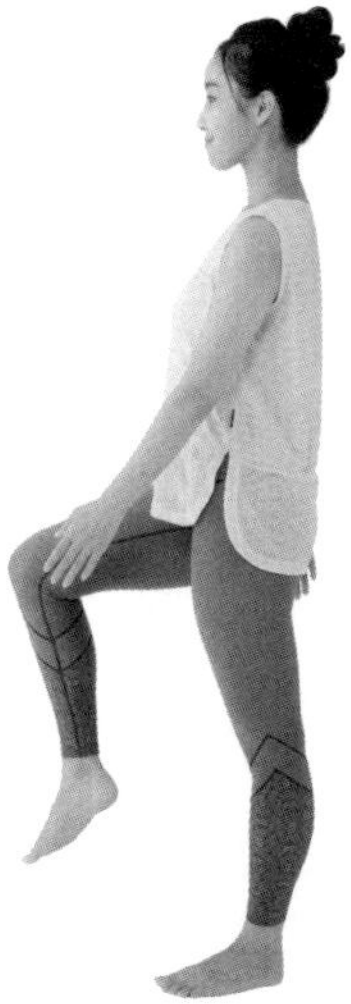

# 第5章

# 食事と生活習慣

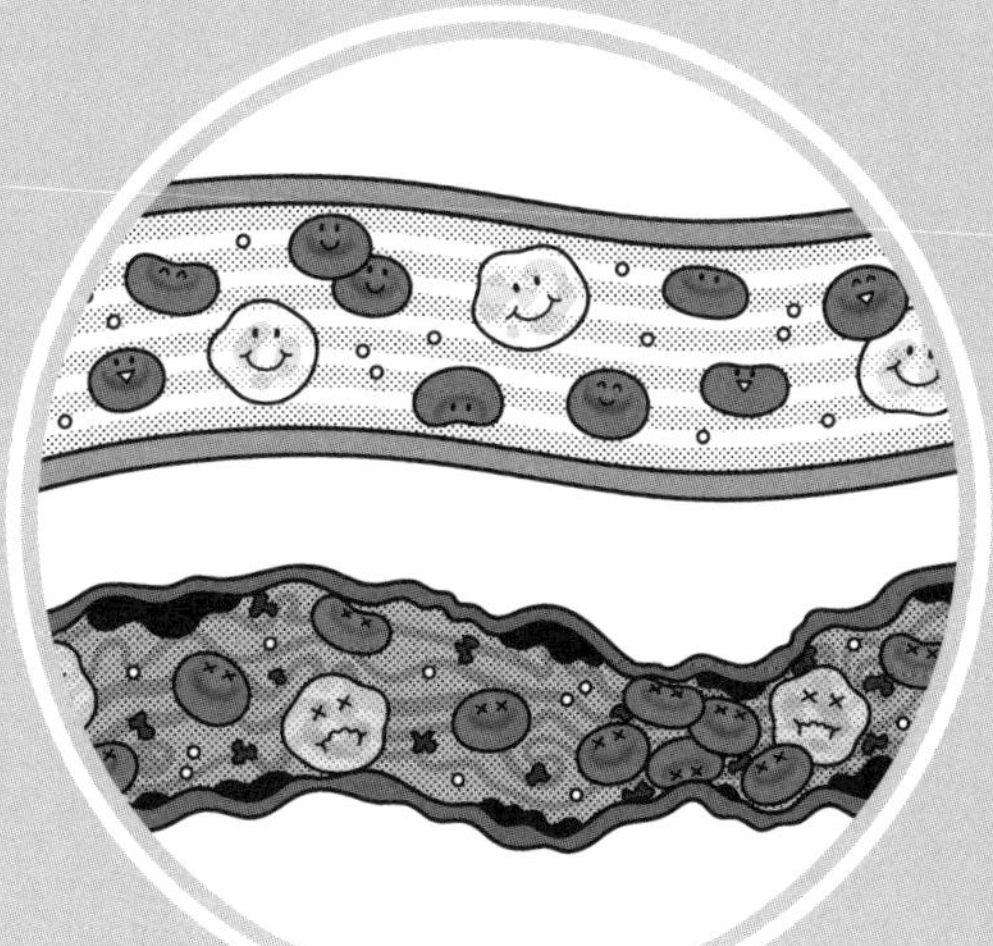

# 正しい食事が強い血管を作る！

## ◆血管は栄養を欲している

血管の病気の背景には、食生活や生活習慣の乱れがあることは第2章で少し触れました。この章ではもう少し詳しく、改善方法を含めてご説明しましょう。

まずは食事。血管を健やかに保つには、血管に栄養が必要です。私は血管病の患者さんと接してきて、多くの場合、栄養の問題が絡んでいることを実感しています。

血管は3層構造になっていて、もっとも内側にあるのは内皮細胞です。ここには絶え間なく血液がぶつかってくるのですが、内皮細胞はとても薄いので傷つきやすいのです。

傷がついたとしても、栄養たっぷりで元気な血管であればすぐに修復、再生されます。ところが、栄養が不足して血管に元気がないと抵抗力が低下するので、傷つきやすく、なおかつ修復力も低下してしまうのです。

## ◆血管に必要な栄養素

「体は、食べるもので作られる」と言われます。何でも食べればいいのではなく、「何を食べるか」が問題なのです。

血管も体の一部ですから、この話が当てはまります。血管を強くするためには、血管に必要な栄養をしっかりとることが大切です。

人間が生存するために必須の栄養素は、炭水化物、タンパク質、脂質、ビタミン、ミネラルの5つ。いわゆる「5大栄養素」です。最近は、食物繊維とファイトケミカルの2つを加えて「必須7大栄養素」と呼ばれるようにもなりました。

このうち、炭水化物とタンパク質、脂質は人間が活動するためのエネルギー源となりますが、タンパク質はそれ以外に、臓器や器官を構成する材料となります。

血管の材料もタンパク質です。血管を強くするためには、質のいいタンパク質をとることが重要です。

ビタミンとミネラルも欠かせません。この2つは、体の機能を調整する酵素が正常に作用するのを助ける働きがあります。

次に、食物繊維も重要。食物繊維は、血管に栄養（食べもの）を送り込む入り口である、腸の環境を整えるために必要です。

そして、ファイトケミカル。ファイトケミカルとは植物に含まれる化学成分で、植物が自分の身を紫外線や有害物質、害虫などから守るために作り出した色素や香りなどの成分です。ファイトケミカルは数千種類以上あると言われ、その多くが強い抗酸化作用をもっています。

抗酸化とは、酸化を防ぐこと。酸化は血管にとって大敵ですから、抗酸化作用の強いファイトケミカルを積極的に摂取することが大切なのです。

強い抗酸化力をもつファイトケミカルは、大きく2つの種類に分かれます。

**①ポリフェノール系**

ナスやブルーベリーや赤ワインなどに含まれるアントシアニン、お茶などに含まれるカテキン類、チョコレートやココアに含まれるカカオポリフェノールなど。

**②カロテノイド系**

ニンジンやカボチャなどに含まれるβカロテン、トマトに多く含まれるリコピン、ほうれん草やブロッコリーなどの緑黄色野菜に豊富なルテイン、みかんなどに含まれるβクリプトキサンチンなど。

ファイトケミカルは、このほかにもたくさんありますが、要は、色のついた野菜やそのほかの植物をまんべんなくとることで、血管の健康を保てるのです。

## ◆血管をボロボロにする4つの敵

さて、前の項で「酸化」「抗酸化」という言葉が出てきました。これについてご説明しましょう。

血管がボロボロになる理由については、第2章でお話ししました。ここでは、血管がボロボロになるメカニズムを見ていくことにしましょう。

血管がボロボロになるメカニズムは、次の4つに分かれます。

## ①酸化

私たちが生きていくためには酸素が必要です。ところが、酸素が必要以上に多くなると「酸化」が起きて、鉄が空気中の酸素で茶褐色にさびてボロボロになるのと同じように、血管が「活性酸素」と呼ばれる物質と結びつきます。活性酸素とは、酸素が体の中で変化して生じたもの。ほかの物質と結びついて酸化させる性質があり、それによって血管が酸化し、ボロボロになってしまいます。

## ②糖化

体の中のタンパク質が糖と結びついて、糖タンパク質という物質に変わる現象のことで、「糖化産物」と呼ばれます。特に、最終糖化産物と言われる「ＡＧＥｓ《エージーイーズ》」は、血管を激しく破壊します。

## ③炎症

本来は体を守るための免疫反応で、傷のついた部分を修復する過程で生じる反応です。風邪をひいたときの咳や鼻水、熱も炎症のひとつ。ただし、炎症が長期にわたると組織や細胞が次第に劣化し、免疫力が低下。血管が劣化し、本来の機能が低下します。

**④ストレス**

さまざまなストレスを受け、血管が緊張し、過剰な収縮状態に。ストレスにさらされ続けると突然、けいれんを起こし、血流が完全に止まってしまうこともあります。

血管を健やかに保つためには、タンパク質、ビタミン・ミネラル、食物繊維、ファイトケミカルを積極的にとりながら、血管をボロボロにする4つの敵を排除することが重要です。

### ◆抗酸化対策には「ビタミンACE」

血管の酸化を防ぐためのポイントは、①酸化した食品をとらない、②抗酸化食品をとる、の2つです。

酸化した食品の代表格は、酸化した油です。特に市販の揚げ物は、何度も使って酸化した古い油で揚げたものが多いので要注意。スナック類のような、油で揚げて時間のたったものはさらに酸化が進んでいるので、なるべく避けましょう。

ただ、家事に育児に仕事にとフル回転している暮らしの中で、これらをまったくとらないというわけにはいかないでしょう。お惣菜《そうざい》や加工食品などに助けられているのも事実です。

そこで大切なのが、ビタミンを意識してとることです。

私たちの体の細胞の中には、細胞の酸化を抑える「抗酸化ネットワーク」というシステムがあり、血管内皮細胞の中にも存在します。このシステムの中核となって活躍しているのが、ビタミンなのです。

特に抗酸化力が強いビタミンは、ビタミンCとビタミンEです。

ビタミンCは、一定以上は体外に排出されるので、こまめにとって補うことがポイントです。

ビタミンEには血行をよくする効果もあります。油に溶ける性質があるので、油（ただし、良質の油）と一緒にとると吸収率が高まります。

ビタミンAも欠かせません。緑黄色野菜などに多く含まれるβカロテン（ファイトケミカル）は、体の中でビタミンAに変化して抗酸化力を発揮します。これも、油と一緒にとると吸収率がアップします。

以上、これら3つのビタミンは「ビタミンACE《エース》」と呼ばれています。

## ◆ビタミンBも重要

もうひとつ、忘れてはいけないのがビタミンBです。ビタミンACEほど抗酸化力は強くありませんが、細胞のエネルギー産生やエネルギー代謝を効率よくするために欠かせないビタミンです。

血管内皮細胞のエネルギー産生、そしてNOの産生にもビタミンBは重要な役割を果たします。

ビタミンBにはいくつかの種類がありますが、特にB6とB12、葉酸の3つは、血管に炎症をもたらす「ホモシステイン」と呼ばれる超悪玉物質の産生を防ぐ効果があります。

酸化を防ぐだけでなく炎症も抑えてくれるビタミン。献立を考えるときに、ぜひ、意識して取り入れてみてください。

## ◆血糖値の急上昇を防ぐ

血管の糖化を防ぐには、糖化産物の最終形である老化物質「ＡＧＥｓ」をいかに抑えるかが、重要なポイントです。そのためにできることは、

①体内でＡＧＥｓを作らないようにする。
②ＡＧＥｓがたくさん含まれた食品を避ける。

の2つです。①については、高血糖を避けること。血糖値が急激に上がるとＡＧＥｓの産生量が一気に増え、血管は強烈なダメージを受けやすくなってしまうのです。特に、食後の急激な高血糖は、心臓血管病に悪影響を及ぼします。

高血糖を避けるには、血糖を急激に上昇させる糖分（スイーツなど）や、糖質（米、パン、麺類など炭水化物）をとりすぎないこと。

特に、これらを空腹のときにいきなりとることはＮＧ。急激に血糖値が上がることで体内の糖化も急激に進み、血管は甚大なダメージを受けてしまいます。

②は、少々やっかいです。AGEsは調理の過程でたくさん作られ、うまみ成分のひとつでもあるのです。ですから、完全に排除するのは難しいかもしれません。

ただ、AGEsは、焼いた料理や加工食品に多く含まれます。肉や魚の「おこげ」にはAGEsが集まっているので要注意。ステーキや焼肉ではなくしゃぶしゃぶに、焼き魚ではなく煮魚や刺し身にするなど、調理法を工夫してください。

加工食品も控え、できるだけ自然のものを、必要以上に手を加えずに食べるようにしましょう。ちなみに、ソーセージやハンバーグなどの加工食品にはAGEsが多く含まれています。

## ◆「いい油」を意識して摂取

血管のどこか1カ所でも炎症が起きていたら、すでに全身の血管に炎症が進んでいます。一度心臓発作を起こした人が、再度発作を起こしたり脳卒中になることが多いのは、そのためです。

血管に炎症が起きると動脈硬化が進み、血管が硬く、もろくなります。

ですから、すでに動脈硬化の兆候がある人はもちろん、まだ何も症状が出ていない人も、血管の炎症を抑えること、そしてもちろん炎症を防ぐことが重要です。

そこで活躍するのが、油です。何かと敵視されがちな油ですが、油は体には欠かせないものです。

細胞膜の大半は油（脂質）でできています。血管内皮細胞も表面は油で、それが壁となって血管内に炎症成分が入り込まないようにしています。

つまり、血管のためには油は「なくてはならないもの」なのです。

### ◆炎症を起こしてしまう油に注意

ただし、血管の炎症を抑えてくれる油と、逆に炎症を誘発する油があるので、注意が必要です。

血管の炎症を抑えてくれる「いい油」は、オメガ3系の油。代表的なものに、さんまやいわしなど青魚に含まれるＥＰＡやＤＨＡ、亜麻仁《あまに》油やえごま油などがあります。これらオメガ3系の油は熱に弱く酸化しやすいので、加熱せず生のままとってください。亜麻仁油やえごま油は、ドレッシングとしてサラダにかけて食べるといいでしょう。

逆に、炎症を起こしてしまう油は、オメガ6系の油。リノール酸などがそれに当たります。

そして、極力避けたいのがトランス脂肪酸です。トランス脂肪酸とは人工的に作られた油で、慢性的な炎症を引き起こします。

トランス脂肪酸を多く含むのは、菓子パンやクッキー、スナック類、インスタント食品、レトルト商品などです。

**◆ミネラルで血管を浄化**

質のいい血管を作るには、栄養状態をよくすることに加えて、血管にダメージを与える物質をデトックスすることも必要です。血管デトックスに必要なことは、

①血管にこびりついたゴミをそうじする。
②全身のデトックス器官を積極的に使う。
③血管のゴミになる原因物質を体の中に入れない。

の3つ。①に関しては、アディポネクチンが活躍します。アディポネクチンが血管を掃除してゴミをきれいに取り除いてくれるのです。アディポネクチンの増やし方については、第2章（43～46ページ）をご参照ください。

次に②です。体の中にデトックス器官はいくつかありますが、まずは肝臓。肝臓は、血管や血液にたまっていた悪玉物質を集め、解毒する役割を果たしています。脂質や糖質、アルコールのとりすぎは脂肪肝を招いて肝臓に負担をかけるので、くれぐれもとりすぎないようにしましょう。

なお、肝臓にいい食べものの代表は、ブロッコリーです。野菜の王様とも言われるブロッコリーはデトックス効果があり、栄養バランスもいい。私のイチオシ野菜です。

次に、腸。腸は、悪玉物質の侵入を防ぐと同時に、たまったゴミを便として体外に排出してくれます。

腸の機能を高めるのに大切なのは、腸内環境を整えること。腸内細菌のバランスを整え、便秘を防ぐことが肝心です。具体的には、善玉菌を多く含む発酵食品、善玉菌のエサとなる食物繊維をとるようにしてください。

③については、これまでの項でもいろいろご紹介してきました。血管を酸化、糖化させ、炎症を引き起こすものは極力控えましょう。

## ◆カルシウムとマグネシウムの重要性

なお、デトックスのために積極的にとっていただきたいものがあります。それはミネラルで、特にカルシウムとマグネシウムです。

硬くなった血管の多くには、骨の成分でもあるカルシウムが付着しています。体内のカルシウムが多すぎるからではありません。その逆で、体内のカルシウムが足りないと、骨が勝手に溶け出してしまうのです。

血液中のカルシウムが少ないと、骨からカルシウムが血液中に流れ出し、血液中のカルシウム濃度を一定に保とうとします。これに歯止めがきかなくなると、血液中のカルシウムが増え、血管などにくっついてしまうのです。

これが「異所性石灰化」で、その結果として血管が硬くなってしまうのです。

カルシウムが足りないから血管にカルシウムがつく。ならば、カルシウムを補う必要があります。カルシウムを補充することで、血液中にあるカルシウムを骨に戻して

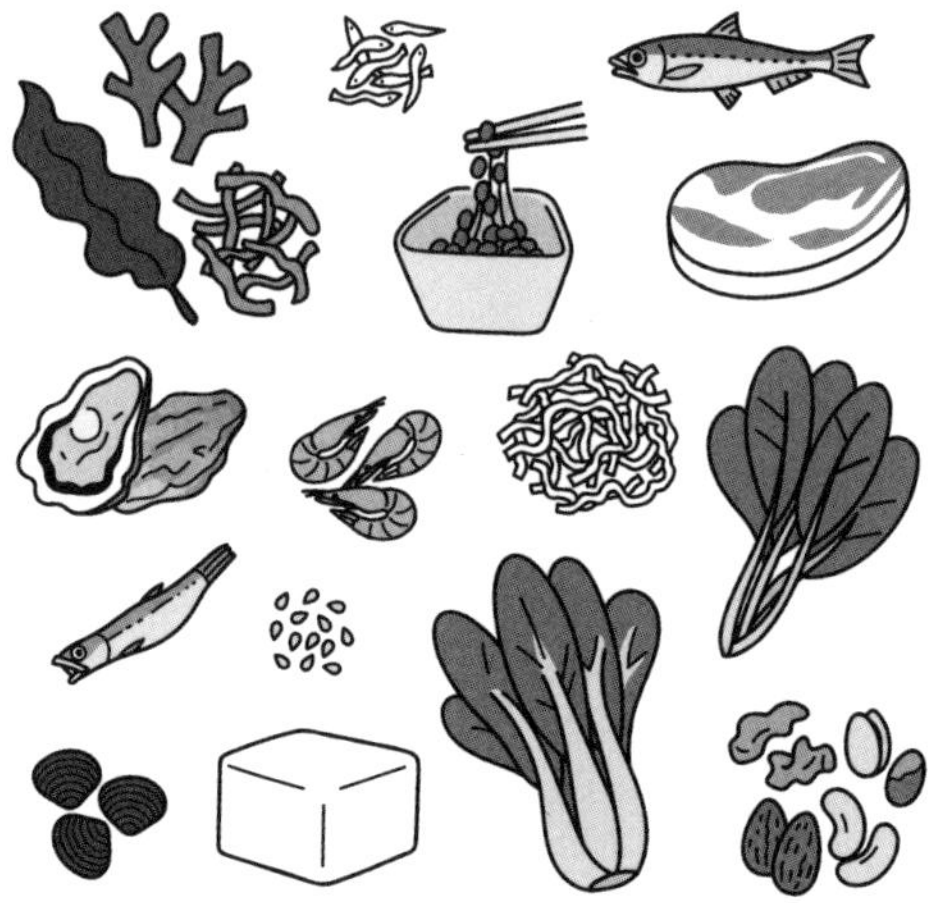

カルシウムを多く含む食材

あげる、というわけです。

カルシウムを多く含むのは、小松菜や青梗《チンゲン》菜《サイ》、切り干し大根、海藻類、いりごまなど。魚介類ではいわしやししゃも、しらす干し、干しえび、しじみなど。豆腐や納豆などの大豆製品もカルシウムが豊富です。ただし、体内のミネラルは絶妙なバランスで成り立っているため、カルシウムだけを補充してもうまくいきません。

マグネシウムはカルシウムの「ブラザーミネラル」と言われ、カルシウムを的確に働かせてくれます。マグネシウムが豊富なのは、魚類、海藻類、ナッツ類。

亜鉛は、細胞の酵素活性を高める働きがあり、血管のデトックスには有効です。牡《か》蠣《き》や海藻類、肉類やナッツ類に多く含まれます。

# 血管をきれいにする毎日の習慣

## ◆血管病を招く「3つの乱れ」

第1章からここまでの話をまとめると、血管病の原因は「血液栄養バランスの乱れ」「ストレスバランスの乱れ」「身体バランスの乱れ」ということになります。

「血液栄養バランスの乱れ」は、生活習慣病を招きます。血管に必要な栄養素が足りず、不要なものばかりが体の中にたまっている。こうした栄養バランスの乱れが生活習慣病の原因となり、血管を詰まらせたり破裂へと進行させたりしてしまうのです。

「ストレスバランスの乱れ」は、肉体的・精神的ストレスが過剰にたまっている状態。適度なストレスは「やる気」を生み出し、仕事や作業などのパフォーマンスを上げてくれますが、過剰なストレスはNG。血管に悪影響を及ぼし、一見、健康そうな人の突然死を招く危険があることは、すでにお話ししたとおりです。

「身体バランスの乱れ」とは、つまり運動不足です。交通機関や交通手段が発達し、さまざまなものが機械化した現代に生きる私たちは、昔の人たちに比べて圧倒的に運動が不足しています。血管の病気は現代病とも言えるのです。

## ◆睡眠不足の原因

では、「血液栄養バランス」「ストレスバランス」「身体バランス」の3つを整えるには、どうすればよいのでしょう。それは何よりも、「しっかり睡眠をとること」です。

毎日、夜遅くまで起きていたり睡眠を十分にとれていなかったりすると、自律神経のバランスが乱れて交感神経が優位な状態が続きます。すると、眠っている間も体は緊張したままで、疲れ、つまり肉体的なストレスが解消しません。血管は自律神経の影響を非常に強く受けやすいため、交感神経が優位なままだと血管も緊張し続け、硬くなってしまいます。つまり、睡眠不足は血管に大きなダメージを与えるのです。

寝つけないからとお酒を飲んだり、寝る直前までパソコンに向かっていたり、ベッドに入ってからもスマートフォン（以下スマホ）でゲームをしたりしていませんか？

お酒を飲むと一時的に眠くなりますが、酔いが覚めるとかえって脳の活動が活発になるため、ぐっすり眠ることができません。スマホは、ディスプレイに使われているLEDの青い光が、睡眠を促すホルモン「メラトニン」の分泌を抑えてしまうと言われています。ベッドに入る1時間前には、パソコンやスマホから離れましょう。

## ◆朝の運動で血管は強く、しなやかに！

朝の運動もおすすめです。「セロトニン」が増え、ストレス耐性が高まります。さらに、外に出て朝日を浴びると「サーカディアンリズム」が整います。

私たちは生まれながらにして身体リズム（体内時計）をもっています。その中で24時間周期のものを「サーカディアンリズム」と呼びますが、これが乱れると、寝付きが悪い、眠れないなどの睡眠障害が起こります。つまり、朝の運動は、夜ぐっすり眠るためにも効果的なのです。「生活習慣を正しましょう」と言われても、何をすればいいかわからないという人は、朝の運動から始めてみてはどうでしょう。そうすれば、夜もしっかり眠れます。

1カ月後、あなたの血管は強く、しなやかになっているはずです。

## おわりに——できることから始めましょう!

最後まで読んでいただき、ありがとうございます。「これなら自分にも、今すぐに始められる!」と思っていただけたとしたら、とてもうれしく思います。

逆に、「自分には無理そう」と尻込みしていらっしゃる人もいるかもしれません。

健康を気遣って、体にいいことをやってみようと思う人は真面目なタイプが多いので、「すべてを完璧にやらなくては」と考えてしまいがちです。それだけに、思うようにできないと嫌になって、やめてしまう。

運動は「続けること」に意味があります。とりあえず「これならできそうだ」と思えるものから始めてみてください。そして、うまくできなかったことは忘れて、「できたこと」に注目しましょう。それが挫折をしないための秘訣です。

ストレッチやトレーニングを1つできたら1つプラス、それがマスターできたら、さらに1つプラス。そのうち体をラクに動かせるようになり、だんだん楽しくなってくるでしょう。そうなればしめたもの。体が動くようになれば血管も動き(伸び)、血管は加速度的に強くなっていきます。

## ◆この本の効果は実証済み！

生活習慣にしても、たとえばスイーツを食べるのをどうしてもやめられない、という人もいるでしょう。その場合は、3時のおやつの時間までにして夕食後のデザートはやめる、あるいはストレッチやトレーニングの回数を増やしたり強度を上げたりするなどして、帳尻を合わせることができればOKです。

繰り返しますが、できなかったことよりも、「何ができたか」に注目することが重要です。この本に収録した筋ポンプストレッチと筋ポンプトレーニングの効果には、自信があります。すでに患者さんに実践していただいて、その効果がしっかりと確認できているからです。

もしも、「やってみたけれど効果が出ない」という人は、やり方が間違っているのかもしれません。あるいは、自分の生活習慣やストレスとの向き合い方が改善されていない可能性もあります。

もっとも、そうやって運動を習慣化でき、食生活もがんばって改善できたとしても、ストレスはかなりの強敵で、マネジメントが難しい。

## ◆杉岡流「ストレスとの付き合い方」

しかし、身体的か精神的かにかかわらず、ストレスは血管に強烈なダメージを与え、たとえ健康に問題のない人でも突然、生命の危険にさらされてしまいます。ですから、ほんの小さなストレスでも、放っておくのはよくありません。

そこで、杉岡流「ストレスとの付き合い方」をご紹介したいと思います。

ストレスによる影響を受けないために大切なのは、ネガティブ思考にならないことです。実際、健康な人というのは何事もポジティブにとらえ、多少のことではへこたれない。たまに弱音を吐きながらも、よく笑います。

笑うと、私たちの体を外敵から守ってくれる「ＮＫ（ナチュラルキラー）細胞」が活性化します。免疫機能が上がって、細菌による病気やがんにかかりにくくなるのです。もちろん、血管も守ってくれます。

## ◆ネガティブ思考になりそうなとき

とはいえ、いきなり「ポジティブになれ」と言われても、そう簡単にはできないかもしれません。もともと人間は、危険から身を守るために最悪の事態に備えて行動するもの。それゆえ、言動もネガティブになりがちなのです。

私だって、放っておくとすぐに思考がネガティブな方向に進んでしまいます。ですから、思考をポジティブに切り替えるためのセルフクエスチョン（自分への問いかけ）をいくつか用意しています。たとえば、何か失敗をすると「わあ、やっちゃった！」と思います。そこで何もしなければ、気持ちはどんどん落ち込んでしまいますね。

ですから私は自分に、次のように問いかけます。

「この状況の、よいところは何だろう？」

「この経験にはどんな意味があるんだろう？」

そうやって、最悪の状況におかれてもプラスの面を見つけようと意識すれば、見つかるもの。それをきっかけに、思考がポジティブな方向に回り始めます。

### ◆自分に「HOW」で問いかける

さらに、解決策を自分に問いかけるときは「WHY（なぜ）」ではなく、「HOW

（どのように）」という言葉を使うようにしています。「なぜ、こんな失敗をしたの？」と問い詰めたところで、問題はいっこうに解決しません。

そこで、「このやり方ではうまくいかない、ということを学ぶことができた。だったら、どのようにすればいいと思う？」と問いかける。すると「こうすればいいかな」「あの方法ならうまくいくかも」と改善策が浮かんでくるのです。

「成功者」と言われる人たちで、失敗をしたことがない人は皆無です。何度も失敗してつまずいて、そのたびに「この失敗を繰り返さないようにするには、どうすればいいか」を考えるから、その結果として成功を手にすることができたのでしょう。

私の場合、成功者になれなくても、失敗を糧《かて》にできれば人生が豊かになるはず、そう信じて、何があってもネガティブな思考に陥《おちい》らないように、気持ちの切り替えスイッチとしてセルフクエスチョンをいつも用意しているというわけです。

## ◆瞑想の効果は証明済み

ストレスと上手に付き合う方法としては、瞑想《めいそう》もいいですね。瞑想というと修行のような厳しいイメージ、あるいはちょっと怪しいイメージを抱くかもしれません。

しかし近年、瞑想は「マインドフルネス」と呼ばれて注目を集め、世界中の有名企業のトップや起業家、政治家、スポーツ選手などが実践しているようです。

瞑想には交感神経を鎮《しず》めて副交感神経の働きを促し、心身をリラックスさせる効果があることが科学的に証明されています。

私自身、仕事に入る前や休憩時間などに瞑想を行っています。たった2~3分ほどですが、頭がすっきりして体の疲れもとれ、忙しくてイライラするということも、瞑想を習慣にする前に比べてずいぶん少なくなったような気がします。

## ◆呼吸を整えて集中するだけ

瞑想にはさらに、細胞の炎症や老化を抑える働きもあると言われています。

ハーバード大学医学大学院で行われた研究によって、ヨガや瞑想を行うことで、ストレスや炎症反応に関わる遺伝子の発現が減少することが明らかになりました。つまり、瞑想には血管そのものを元気にして、若返らせる効果があるということです。

ストレス対策としての瞑想のやり方は、いたって簡単です。

呼吸を整え、目を閉じて（閉じなくてもＯＫ）、意識を1つのこと（ただし、目下の悩み事はのぞく）に集中させて、他のことは考えないようにするだけ。最初のうちは雑念が次から次へとわいてきますが、あえてそれをやめて意識を1点に集中する。それによって脳が休まり、心と体がリラックスするのです。

### ◆ぽっくり死にたい

縁起でもない話、かもしれませんが……みなさんは、ご自分の一生をどのように終わらせたいと思っていますか？

よく聞くのは「ぽっくり死にたい」という声。私自身も、そう願っています。

しかし現実には、なかなかそうはいきません。理由は、第1章でもお話ししたように、医療が進化したからです。日本人の平均寿命は、依然として世界トップクラスです。厚生労働省の「令和元年簡易生命表の概況」によると、女性が87・45歳、男性が81・41歳で、諸外国とくらべるといずれも世界で1位、2位を争う数字です。

ところが、健康寿命（日常生活に制限のない期間）を見ると、平均寿命との差が女性で約12年、男性で約9年。男女とも、寿命の残りの約10年間は寝たきり、もしくは半身不随など不健康な状態で過ごすことになるわけです。

理想的な最期を迎えるために重要なのは、平均寿命と健康寿命の差をいかになくすかということ。それには、血管を健康な状態にキープすることが必要なのです。

### ◆「ぽっくり死」と「突然死」は違う

「ぽっくり死」ぬのと「突然死」は同じようでいて、まったく違います。

突然死は何の前触れもなく突然、命を落とすこと。「ぽっくり死」は、人生の最期まで自分らしく過ごしていて、まっとうな健康状態を保ち続け、頭もはっきりしたまま、ある朝、家族が起こしに行ったら息をしていなかった……というものです。

突然死の多くは強烈な痛みをともない、苦しみの中で最期を迎えますが、ぽっくり死は電池が切れたような状態で、本人は苦しむことなく旅立っていきます。

私は、最期の最期まで自立した人生を送りたい。精神的にも肉体的にも苦しまずにこの世を卒業したい。あなたは、いかがですか？

もし、私と同じように思っているとしたら、本書はきっとお役に立てるはずです。

すぎおかクリニック院長　杉岡《すぎおか》充爾《じゅうじ》

〈著者略歴〉
**杉岡充爾**（すぎおか・じゅうじ）

医学博士。すぎおかクリニック院長。千葉大学出身。日本内科学会認定医、日本循環器学会専門医、日本抗加齢医学会専門医、日本医師会健康スポーツ医、日本心血管インターベンション治療学会専門医。千葉県船橋市立医療センターの救急医療に約20年、心筋梗塞などの生死に関わる治療に携わり、約10,000人の心臓の治療にあたる。2014年に千葉県船橋市において「すぎおかクリニック」を開院。また、予防医学の点から、食習慣管理を中心に指導する「ヘルスコンサルティング」をエグゼクティブをはじめとした多くの人たちに提供している。著書に、『なぜ、元気な人ほど突然死するのか　1日、たった3分　強い血管をつくれば健康になる！』（ベストセラーズ）などがある。

**ボロボロ血管・ドロドロ血液を改善！**
**血管を浄化する30秒「筋ポンプストレッチ」**

2021年12月28日　第1版第1刷発行

**著　者**　杉岡充爾
**発行者**　村上雅基
**発行所**　株式会社PHP研究所
京都本部　〒601-8411　京都市南区西九条北ノ内町11
〔内容のお問い合わせは〕教育出版部 ☎075-681-8732
〔購入のお問い合わせは〕普及グループ ☎075-681-8818
**印刷所**　株式会社光邦
**製本所**　東京美術紙工協業組合


ISBN978-4-569-85084-9